肺癌信息导航
希望360°

版本 3RD

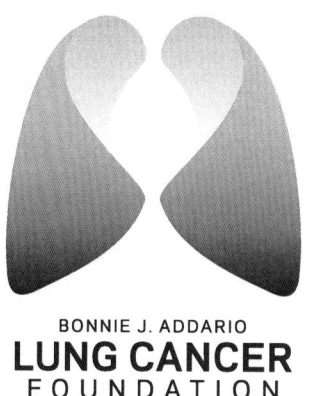

BONNIE J. ADDARIO
LUNG CANCER
F O U N D A T I O N

Bonnie J. Addario 肺癌基金会 (ALCF) 创立于 2006 年，其实它的存在远远早于其正式启动的日期，早在 Bonnie 得知自己被诊断为肺癌而从此告别旧有生活的那一刻起就存在了。在 2004 年刚被确诊时，她的预后前景暗淡。14 个小时的手术、成群的护士和医生的护航、放疗和化疗的轰炸、血栓、各种医疗操作和插管让 Bonnie 原有的按部就班的生活变得千疮百孔，但经过这些，她成了一位肺癌幸存者。

她的经历让她有独特的资格为其他 150 万受到这个第一大癌症杀手侵害的人们代言，她开始琢磨怎样才能为那些罹患这个恶疾的人们提供帮助。"仅在美国每天就有 450 位病人死于肺癌，这些患者和他们的亲人们怎么办呢？"Bonnie 这样问自己。"为什么人们不感到气愤？"2006 年 3 月 6 日，有消息报道，戴娜·李维死于癌症。Bonnie 下定了决心：

"真是受够了！"ALCF 就这样诞生了。

自创立以来，ALCF 已成长为国际上独具一格的联盟实体，为肺癌研究和项目筹集了上百万美元，致力于为患者及其家属提供支持。

ALCF 在成长过程中还吸纳了 ALCMI——一项国际研究联盟，传世吉尔（Jill's Legacy）——有年轻有为的专业人士组成的顾问团，是我们的分支机构、独立的筹款人与合作伙伴。

www.lungcancerfoundation.org

作者

Bonnie J. Addario 创始人及幸存者
Bonnie J. Addario 肺癌基金会

患者服务与项目部副执行董事
资深撰稿人 / 编辑
项目经理 / 特约撰稿人

Shane P. Dormady 医学博士、博士、主编
Valley 内科肿瘤学顾问集团

Danielle Hicks
Eileen Johnson 注册护士、护理学硕士、注册医疗品质管理师
Alicia Sable-Hunt 注册护士、工商管理硕士

作者 / 顾问委员会

Lisa Boohar 医学博士
红杉医院肿瘤放射科医学主任

Elizabeth A. David 医学博士
外科副教授，加州大学戴维斯分校胸外科医生

Shane P. Dormady 医学博士、博士
El Camino 癌症中心胸部肿瘤内科主任
Valley 内科肿瘤学顾问集团

David R. Gandara 医学博士
加州大学戴维斯医学院医学教授、临床研究组副主任、胸部肿瘤科主任
加州大学戴维斯癌症中心

Paul Hesketh 医学博士
索菲亚戈登癌症中心胸部肿瘤科主任及胸部肿瘤科主任
Lahey 诊所医疗中心

Richard Lanman 医学博士
Guardant Health 首席医疗办公室

Robert Sinha 医学博士
El Camino 医院肿瘤放疗科医学主任

编著者

D. Ross Camidge 医学博士、博士
科罗拉多大学癌症中心胸部肿瘤临床和临床研究计划项目处主任及开发性治疗计划项目处主治医师

Guneet Walia 博士
Bonnie J. Addario 肺癌基金会科研及医疗事务处高级总监

更多副本: 要订购更多副本请访问 www.lungcancerfoundation.org，
电话联系 1-650-598-2857，或发邮件至 hope@lungcancerfoundation.org。

BONNIE J ADDARIO 肺癌基金会 • 1100 Industrial Road #1 • San Carlos, CA 94070
设计：White Space, Inc.

致 谢

Bonnie J. Addario 肺癌基金会 (ALCF) 对第三版《希望 360° 肺癌信息导航》的出版甚感骄傲，其中含有的最新进展和更新可以让患者得到实时的帮助。我们衷心感谢 Shane Dormady 博士对本指南编辑的领导和专业知识，并感谢前沿的肺癌临床医生针对原版内容提供的意见和指导。

我们得以出版和再版本指南并免费向肺癌社群提供本指南，功劳全归于慷慨的支持者们。对于第三版，我们要特别感谢勃林格殷格翰公司、Celgene 公司、Genentech 公司、默克公司和诺华公司。为既往版本提供赞助的有：Accuray®、Bodesix, Cancer Commons、Caris Life Sciences®、Covidien-Inreventional Lung Solutions、Genetech 和 GTx®。如需了解更多有关让肺癌社群获益的产品和服务的信息，请阅读位于书尾的"我们的慷慨支持者们"一章。

如果您或您的公司有意为未来版本提供赞助，请与 Samantha Cummis 联系：sam@lungcancerfoundation.org。

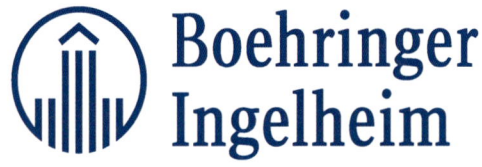 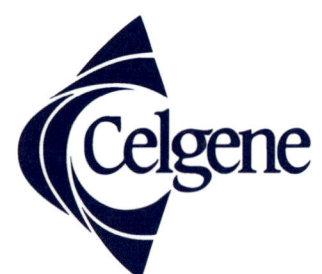 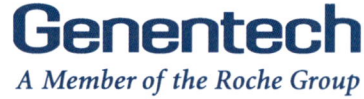

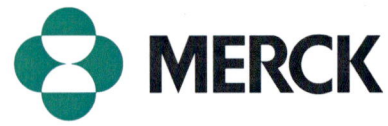 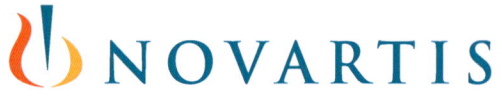

亲爱的患者朋友们：

从 2006 年 Bonnie J. Addario 肺癌基金会成立起，我就一直在为这个基金会服务，能帮助基金会让患者们获得更好的预后，我感到很荣幸。

阅读本手册或者在线阅读，表明您已经迈出了与全世界经验最丰富的临床医师们联通的第一步，这也是您与为您的癌症之旅提供信息的基金会联通的第一步。

ALCF 提供的一项重要资源就是"会客厅"活动。每个月的第三个周二，您可以进入 lungcancerlivingroom.org，与全世界的其他患者相遇，这些患者或者与您的情况完全一样，或者已经患癌多年并带肺癌生活着。多年来，我在"会客厅"里做过很多次讲座，我是这本指导手册的作者之一，我也是为基金会及其患者提供支持的肺癌医疗领导者团队中的一员。我的许多患者都将 ALCF 视为生命线，我们尽全力在每个可能的方面为您和您的家人提供帮助。

肺癌有着很多很多的种类，弄清楚这一点很重要。肺癌是一种复杂的疾病。与 10 年前的情况不同，由于每个人的情况都是不同的，如今我们治疗癌症的策略是通过个体化医疗。

在当今，肺癌医疗的进展速度和对肺癌新知识的学习速度之快是前所未有的。肺癌越来越像其他所有癌症中的典范，我们从实验室中获取数据，并将数据转化成为服务患者的方式。为了保持发展劲头，我们所有人都不能懈怠。如今，实验室做出的发现只需要不到一年的时间就可以走进临床，用于患者。

癌症之旅一旦开始，获取信息就成为其中的一部分。我的患者们在来看我之前，大多数都已经获取了一些信息。有时候他们会获得不好的信息，但总体来说他们所知良多。患者知识丰富就能以一种伙伴的关系与医生一起做出决定，这对于患者和医生来说都是一种积极的方法。重要的一点是，您要知道我们的选择在很多时候是没有正确或错误之分的。

作为一位患者，您现在掌握的这份资源正是您迈出理解肺癌并与肺癌共同生活的第一步的最佳资源。在这本书中以及通过参与肺癌会客厅活动，您会受到培训、学到知识，更重要的是您会找到答案、方向、方案和希望。

我们希望我们所有的患者都能充实地过好每一天。

满怀祝愿的，

David R. Gandara 医学博士
加州大学戴维斯医学院医学教授、临床研究组副主任、胸部肿瘤科主任
加州大学戴维斯癌症中心

要问医生的 26 个问题：

1. 我患有什么类型的肺癌？

2. 我患有的这种肺癌对我的治疗选择有什么影响？

3. 我的癌症分期如何？

4. 分期对我的治疗选择有什么影响？

5. 我的活检组织被送去做基因/分子学测试了吗？

6. 肺部特异性（EGFR、EML4-ALK、ROS1）测序和新一代测序的区别是什么？

7. 我的活检组织送检的是哪一种测试，决定选择这种测试的依据是什么？

8. 如果测试结果为阳性，我的可选治疗方案是什么？

9. 如果测试结果为阴性，我的可选治疗方案是什么？

10. 对于我的治疗方案（即，化疗、手术和放疗），我怎样才能了解更多？

11. 如果对我来说最好的治疗不在医保范围之内，有什么资源可以帮助我获得医疗服务/资金？

12. 有没有一些临床试验可以考虑参加？

13. 哪些癌症中心或大学专门治疗/研究我这种类型的癌症？

14. 在从这些中心获取第二种咨询意见后，我还可以在您们当地医院接受治疗吗？

15. 治疗多久后我才能看到效果？

16. 我需要多久做一次随访扫描？

17. 再次活检要在什么时候做，我可以选择做体液活检吗？

18. 我的治疗的副作用有哪些？

19. 怎样管理这些副作用？

20. 我希望在将来要孩子，在开始治疗之前，我是否应该考虑保存生育能力？

21. 我的治疗会影响我的日常生活吗？

22. 在治疗期间，我能继续工作吗？

23. 在治疗期间，我能旅行吗？

24. 在乘飞机或去海拔高的地方时，我是否需要氧气？

25. 对于患癌的人们，有什么资源可以利用？

26. 如果我有问题，可以跟这里的哪位人员进行联系呢？

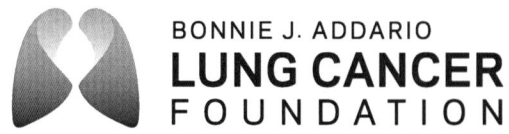

致所有受肺癌影响的人们：

我 56 岁时被诊断为肺癌。我是一位妻子、一位母亲、一位祖母、一位女性商业人士，也是数百万美国癌症患者中的一员。我当时的存活率[1]只有16%，经过 14 个小时的手术、又经过打乱了我原有的规律生活的放疗和化疗之后，我成为一名肺癌幸存者，我的生活开始有了新的使命。

虽然我有三位家庭成员死于肺癌，但当医生说"您得了肺癌"时，我才意识到我对这个疾病知道的太少了。所以，我开始搜索信息。我吃惊的发现，要找到有关肺癌、治疗方案以及怎样带肺癌生活的可靠信息是多么难。大家一直在说"癌症就是一场征程"，但没有能给我指点路途。我不知所以，迷失了方向，那时我才刚确诊。

2006 年，ALCF 成立了，其宗旨在于通过教育和为当前对患者有直接影响的新型研究提供经费，使肺癌患者们直接获益。我们创立的患者教育计划由肺癌专家们领导和设计，以在整个疾病过程中为您和您的家人提供支持为目的。我们通过经费计划和成立 Addario 肺癌医学研究所来支持富有前景的科研项目。到目前为止，我们筹集了 3000 多万美金，其中的 90% 用于科研项目、患者教育计划和促进对肺癌的认识。

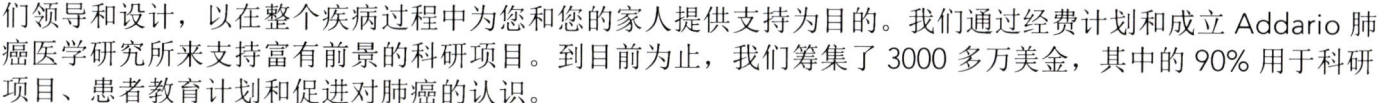

这本第三版指导手册是多年的研究成果、与肺癌专家和患者的交谈、以及我的个人经历的结晶。它是以为您的癌症旅程提供资源为目的而设计的，适合于刚诊断的患者、面临复发的患者，还是某位带肺癌生存者的心爱之人。您会读到可以向医生提及的问题、对复杂的治疗方案的详尽解释、以及获得癌症社群中其他资源的方法。

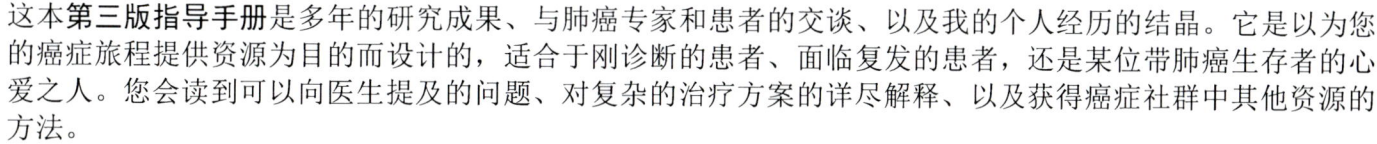

肺癌研究正在快速进展中。仅在过去的两年中，我们就见识了新药物的上市，全国范围内许多临床试验的兴起，分子测试的进步以及副作用管理方面的改善。这些对于改善肺癌患者的存活能力而言都是必须的。为此，我们决心致力于以可获得的最新信息不断更新这本指南。

我衷心希望这本指导手册在您的癌症旅途中对您有所帮助，对您的生活产生积极影响。如果让我留一句话给您的话，我会说，您并不孤单。请访问我们的网站，加入我们的支持小组或筹款人队伍，或者直接打电话给我们，我们的使命是为您的整个旅途提供帮助。

满怀爱心的，

Bonnie J. Addario，肺癌幸存者
Bonnie J. Addario 肺癌基金会及
Addario 肺癌医学研究所 (ALCMI) 创始人

"对肺癌患者来说，
这是一项最全、
最容易获得的信息资源。"
—Arlene，幸存者

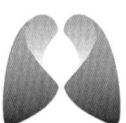

谨以这本指导手册献给
所有肺癌患者及其家人和朋友。

当重要信息发布时，这本指导手册的新版印刷书
就会被发放，在我们的网站上或通过我们的
手机应用程序也会提供更新的 PDF 文件。
为了确保您获得的是最新版本，请在我们的网站
(www.lungcancerfoundation.org) 或
Amazon.com 上查看。

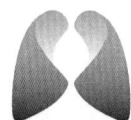

目 录

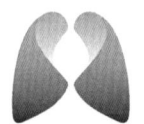

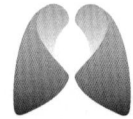

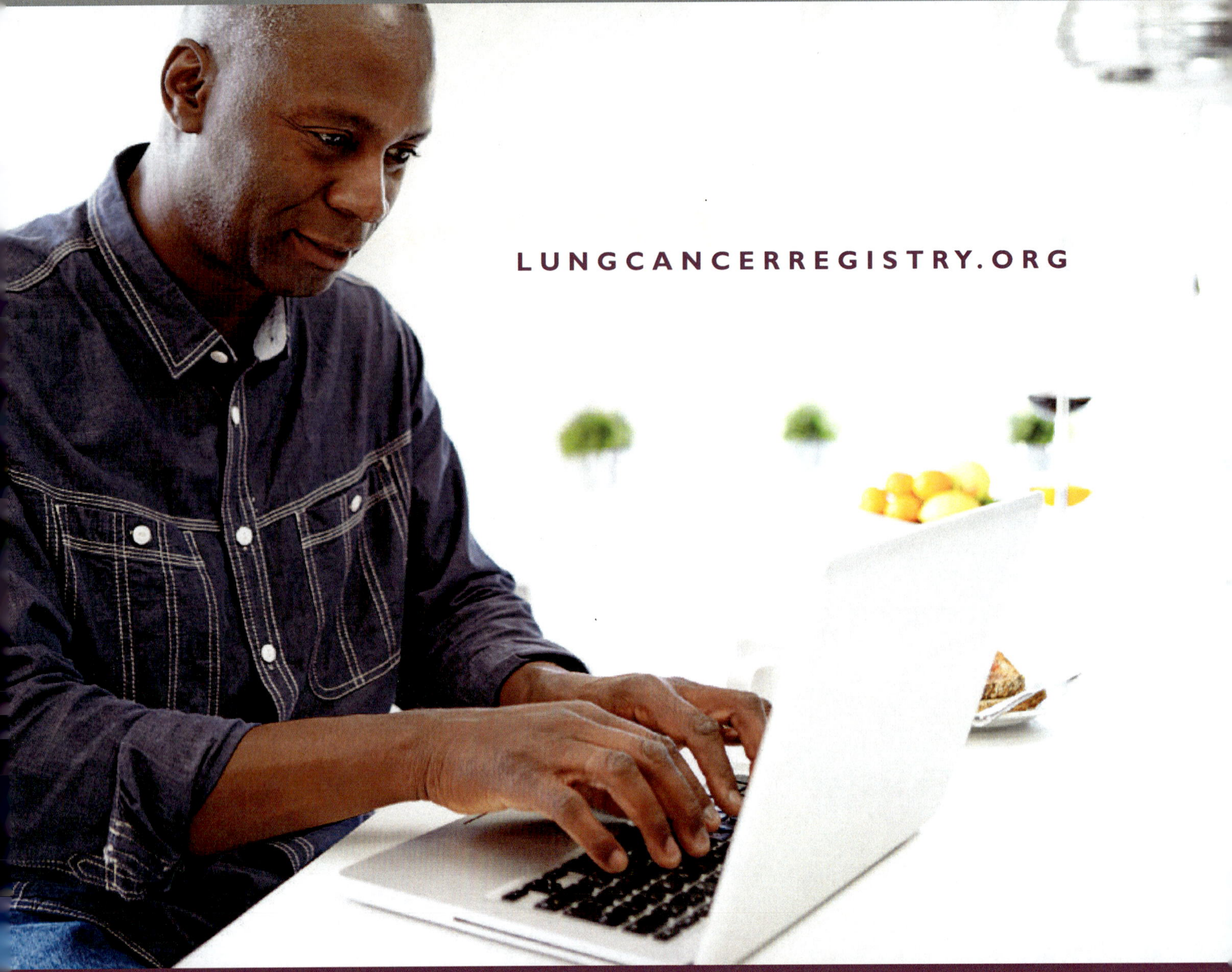

LUNGCANCERREGISTRY.ORG

为了帮助肺癌研究人员更好地了解这种疾病并找到新的治疗方法，针对任何被诊断患有肺癌的人设立了肺癌登记系统。

在全世界范围内，每年有180万人被诊断患有某种类型的肺癌。尽管可选治疗方案已经有所进步，但进步的幅度仍然不够。作为肺癌登记系统中的一员，您将作为全球抗癌力量的一分子，为更好地了解这种疾病而做出贡献，您的病史就是开发新型治疗方案的重要工具。

患者登记系统让患者成为找到解决方案的组成力量。收集的数据将用于大型研究，这是非常有用的。

研究者们从您和其他数以千计的肺癌患者身上掌握了大量的健康数据后，就可以识别出一些规律。这些规律有助于加深理解、提高诊断和治疗水平，最终有助于改善预后。

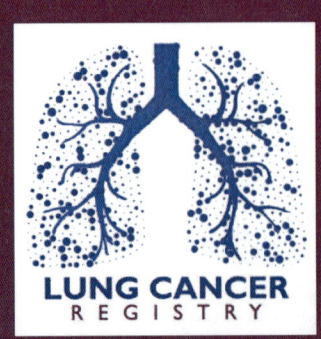

LUNG CANCER
REGISTRY

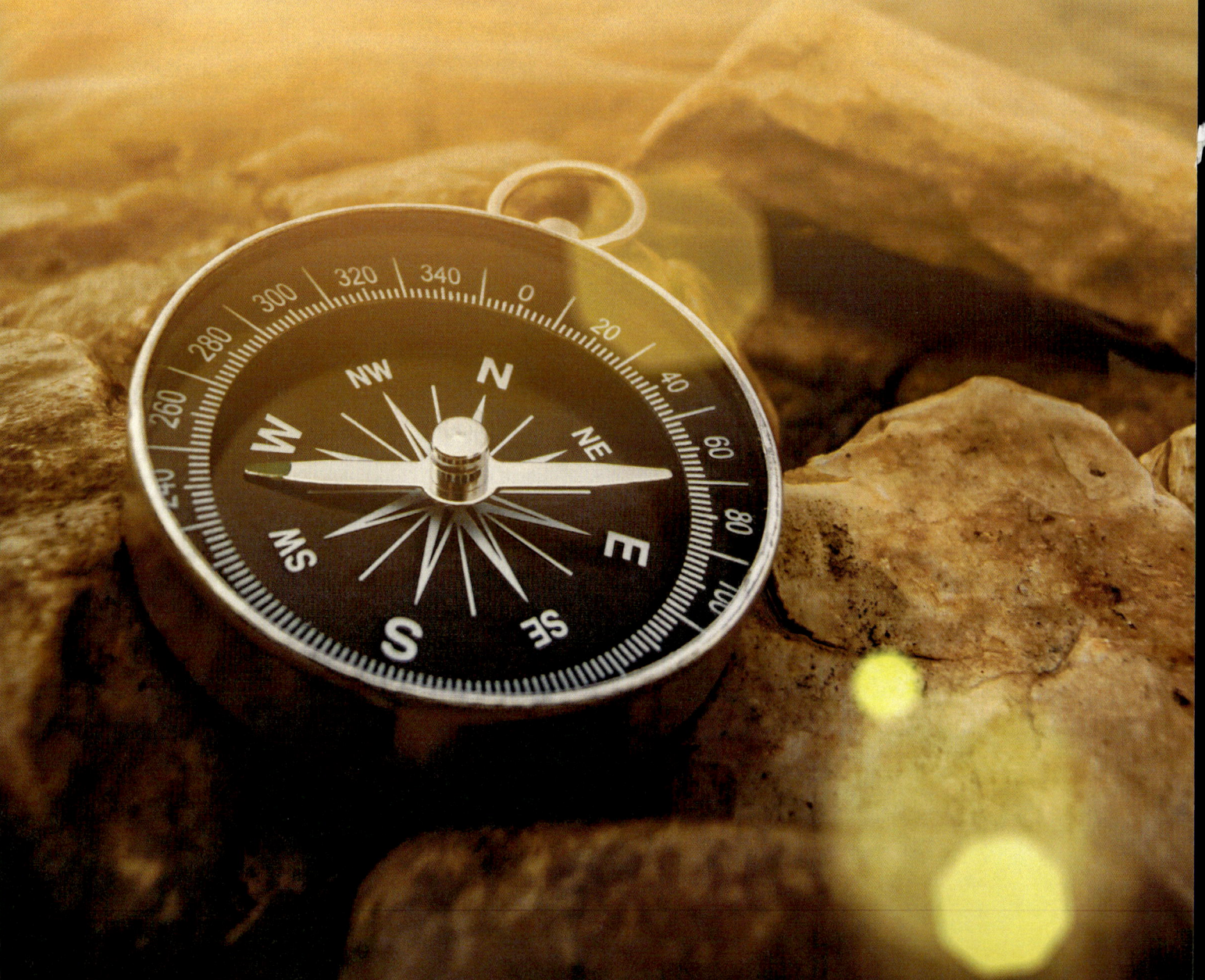

疾病概述

在确诊肺癌之后，我的癌症中心立即将有关 Bonnie J. Addario 肺癌基金会的信息以及《患者教育手册》给了我。诊断流程继续进行，以确定类型、分期以及基因突变，在看医生和进行检查的过程中，我一直在参阅这本手册。

在与几位四期肺癌幸存者相遇并和 Bonnie 在肺癌薄饼步行世界会议上交谈过之后，我的心中燃起了希望。巧合的是，这个活动就在开车随意能到的丹佛举行，而且在我确诊肺癌仅几周后举行。在那天，我拍了些照片。当我看到这些照片时，我会再次感到当时那种燃起希望的感觉。

—Lisa Moran，幸存者

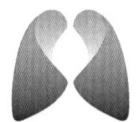

疾 病 概 述

在得知患有肺癌之后，感到恐惧和孤独是很正常的。我们希望能帮您了解您的疾病，了解该怎样照料您自己，并了解我们可以在哪些方面为您提供帮助。这本指导手册将帮您了解在疾病过程中该抱有什么样的期望。我们知道，在需要的时候掌握信息是至关重要的，但是，这本指导手册<u>不能</u>替代与您的医疗团队的交流。

肺癌是什么？

在正常身体中，正常细胞进行生长、成熟、最终死亡并被其他正常细胞取代。偶尔，异常细胞会在体内产生并生长。如果您的身体能将这些细胞判定为"异常细胞"，身体内的防御系统就会被激活并采取行动，清除这些异常细胞，这个过程就像白细胞清除细菌一样。当患有癌症时，您的身体将这些异常细胞视为身体的一部分，因而不会发起攻击，这些细胞就开始没有限制地生长了。

DNA 全称是脱氧核糖核酸，它是所有细胞中控制细胞生长和功能的分子。在癌细胞中，DNA 受到了损坏，损坏了的 DNA 在其他异常细胞中被不断复制。对大多数类型的癌症而言，这些异常细胞会聚集成团形成*肿瘤*。肿瘤分为*良性*（非癌性）或*恶性*（癌性）。

说到肺癌时，我们指的是在肺组织中的细胞开始失控和恶性生长。随着癌细胞的生长和扩增，肺里的正常细胞会被这种恶性细胞取代。

癌细胞可以在身体的任何部位出现，然后通过血液和淋巴系统扩散到身体的其他部位。出现这种情况时，人们就会说癌症发生了转移，转移的肿瘤被称为"*转移瘤*"或"*转移癌*"。在肺部起源的肺癌被称为"*原发性肺癌*"；如果癌起源于身体的另一个部位并转移到肺部，就会被称为"*继发性肺癌*"。

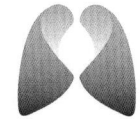

淋巴的系统（或简称淋巴系统）是一个跟体内的血液系统很相似的系统。淋巴系统的功能是向细胞输送养分并带走细胞的废弃物质。淋巴结是淋巴系统的特殊组成部分，淋巴结的功能是对流经它们的体液中的废弃物进行过滤。当废弃物在淋巴结中积聚时，淋巴结就会出现肿大和疼痛。淋巴结分布在身体的很多不同部位。这就是为什么医生和护士会在您的颈部、腋窝、腹股沟和其他部位进行触诊的原因。触诊的目的是寻找肿大的淋巴结。

肺癌的发病原因是什么？

原发性肺癌的发生是由于细胞生长失控、不能按正常细胞的模式凋亡。肺癌的发病原因并非总是能弄清楚的。

致癌物是指可以引起癌症的物质。肺里的正常细胞会受到环境中的致癌物、基因因素或两者的混合影响。对致癌物暴露后，可能会在身体内产生一种被称为"自由基"的分子，这些分子会损害细胞并使细胞的 DNA 发生变异。这种损害可能会引起癌症。

环境因素包括吸烟、被动吸烟、氡气、空气污染物、石棉、重金属和慢性粉尘暴露。基因因素可能包括遗传性（由父母传给子女）变异或基因突变。基因突变是指基因发生了损害，从而使发生某种特定类型的癌症的几率增大。

肺癌的体征和症状是什么？

为了确保诊断的可靠性，识别肺癌的体征和症状是很重要的。体征是指他人可以看到的东西，比如，皮疹是一项临床体征。症状是他人不能看到但需要患者自己讲述的东西，比如，头痛是一个症状。在疾病早期，肺癌可能不会引起任何体征或症状。但是，随着疾病的进展，某些体征和症状就会呈现出来。肺癌可能伴随的体征和症状可能包括：

- 看起来与特定疾病无关的咳嗽、慢性咳嗽发生改变或顽固不愈的咳嗽
- 呼吸急促，尤其是与体力活动无关的呼吸急促，或者少量活动即可加重呼吸急促（"我走到一个角落，不得不坐下喘息一会儿，然后才能走回去"）

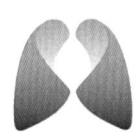

- 与特定疾病无关的喘鸣音（"我在呼吸时，会发出像口哨一样声音"）
- 咳出血液（咯血）
- 胸痛
- 声音嘶哑或声音显著改变
- 慢性疲劳（"我总感到休息不足；总是感到疲惫"）
- 无明显原因的体重减轻
- 头痛
- 颈部、腋窝、腹股沟区痛性肿物，由癌通过淋巴系统扩散时所致的肿大淋巴结引起。

所有这些体征和症状都可以由其他疾病或情况导致，不一定提示癌症。但是，如果存在几种这些症状，尤其当症状在短期内似乎不会得到改善时，您应该去医疗服务机构寻求诊断和治疗。

我该向医疗人员问些什么？

我们理解这对您和您的家人而言是个可怕的时期，我希望您能清楚，我们可以为您提供帮助。

在第一次去看医生之前，此后在每次看病之前，要准备一个书面的问题清单。在看病间期，随身携带一叠纸片和笔，以便随时可以记下心中想到的问题。在每次看医生时，提出所有的问题，如果医务人员给您的答案您不理解，要让医务人员进行解说。写下每个问题的答案。向医务人员读一下您写下的答案，以便查看您记下的信息是否正确。在每次看病时，如果有可能，让朋友或伴侣陪您去。两套耳朵和两个大脑更有可能听到并记住所有的信息。如果您的医务人员同意，也许在看病时使用录音设备将谈话记录下来会有所帮助。

> 在这本指导手册中，在像这样的方框内，您会找到建议跟您的医疗团队讨论的问题或论点。

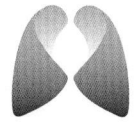

肺癌有不同的种类吗？

肺癌共分为五类：非小细胞肺癌（NSCLC）、小细胞肺癌（SCLC）、间皮瘤、类癌和肉瘤。NSCLC 和 SCLC 大约占所有肺癌的 96%。这两种肺癌以异常细胞的大小和癌的扩散方式区分。针对这两种癌症的治疗是不同的，因而正确判定癌的类型至关重要。

非小细胞肺癌（NSCLC）

NSCLC 大约占所有肺癌的 85% 至 90% [2]，*对它又可以进一步描述为:*

- *腺癌*
- *表皮样或鳞状细胞癌*
- *肺上沟瘤或肺沟瘤*
- *大细胞未分化癌*

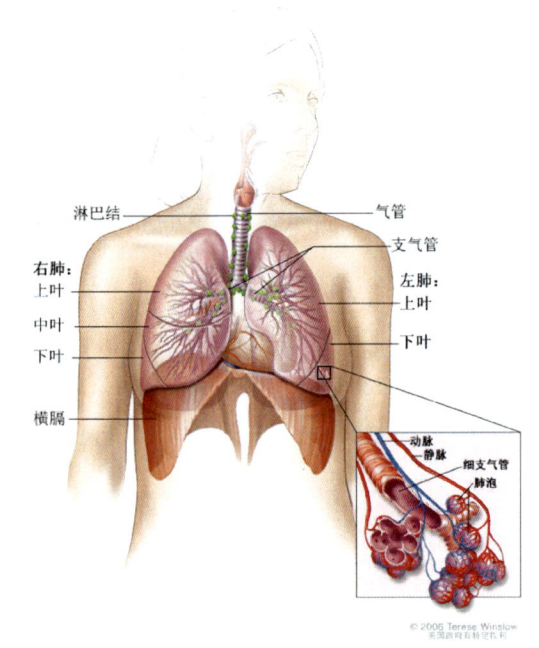

腺癌: 腺癌是所有肺癌中最常见的类型，占所有病例的 40%。[2]一般而言，这种类型的肺癌在肺外层表面的组织内开始生长。肺腺癌的肿瘤倾向于形成成排的小肿瘤。这些小肿瘤大小不一，生长迅速。

支气管肺泡癌，也就是 BAC，通常被认为是一种具有抗化疗性的癌，也就是说不容易被化疗杀死。支气管肺泡癌占所有肺癌的 2% 到 6%，常见于从未有吸烟史的女性中。[3]

一般而言，在亚洲人群中比在其他种族群中更常见。手术似乎是可以治愈支气管肺泡癌的唯一治疗方法。如果您得的是支气管肺泡癌，您的长期存活率可能比其他非小细胞肺癌更高。

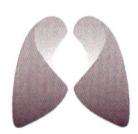

表皮样或鳞状细胞癌: 表皮样或鳞状细胞癌是第二大常见的肺癌类型,大约占所有肺癌病例的 25 到 30%。[2]通常,这种癌在肺内的一个大支气管内开始生长,支气管是与连接气管与肺的大呼吸管道。与其他类型的肺癌相比,鳞状细胞癌的生长速度往往较慢。

肺上沟瘤: 肺上沟瘤有时也被称为肺沟瘤。通常,这种肺癌见于肺顶部,有向肋骨和脊椎骨扩散的倾向。由于肺上沟瘤通常在肺顶部生长,它距离神经和脊柱很近,这一事实使手术治疗这类肿瘤变得异常困难。肺上沟瘤在所有原发肺癌中所占的比例不到 5%。[2]

大细胞未分化癌: 大细胞未分化癌之所以有这个名称是因为无法将其归于其他非小细胞癌类型。在所有病例中,这种类型的肺癌占到大约 10% 到 15%,在肺的各个部位均常见。[2]大细胞未分化癌有侵袭性,也就是说,它的生长和扩散速度往往很快。

小细胞肺癌 (SCLC)

在所有肺癌中,小细胞肺癌大约占到 10% 到 15%。[2]这些肺癌一般生长快,是肺癌中具有侵袭性的种类。小细胞肺癌可以被进一步细分为小细胞癌 (燕麦细胞癌) 或混合性小细胞癌。此外,小细胞肺癌通常还可以用局限性或扩散性来描述。

小细胞肺癌还可以引起*副肿瘤综合征*。副肿瘤综合征是一组症状的集合,这些症状由癌引起,但与癌细胞并无直接关系。一般而言,当小细胞肺癌肿瘤产生激素或其他在体内可以引起炎症反应的特异性蛋白时,这些症状就会出现。体内的免疫系统会对这些物质发生反应,开始攻击正常神经细胞,引起神经系统疾患。

肺间皮瘤

每年,美国有 2000 到 3000 人被诊断为恶性肺间皮瘤。[4]*间皮*是指覆盖在体内器官和体腔表面的一层膜。这种少见类型癌症最常见于胸膜,即肺的外膜和胸壁的内膜,因此被称为"肺间皮瘤"。在所有的间皮瘤病例中,胸膜间皮瘤占大约 70%。[5] 如需了解有关这个疾病的详细信息,请访问美国国家癌症研究院的网站:

http://www.cancer.gov/cancertopics/pdq/treatment/malignantmesothelioma/patient.

类癌

肺的类癌瘤是非常罕见的，大约占所有肺癌病例的 1%。[6]类癌瘤在肺包膜上缓慢地生长。由于类癌瘤由内分泌细胞组成且分泌激素，通常将其视为内分泌肿瘤。这些生长缓慢的类癌瘤可以用放疗、手术、化疗和免疫疗法治疗。患有某种遗传性疾病 (多发性内分泌腺瘤 1 型和神经纤维瘤病 1 型) 的人发生类癌瘤的风险可能更大。

肉瘤

肉瘤是另一个极为罕见型癌症，在所有肺癌中占大约 1%。一般来说，肉瘤常见于骨骼或其他软组织。肉瘤因其生长的细胞而与其他肿瘤不同。要了解有关肉瘤的详细信息，请访问美国肉瘤基金会的网站：http://www.curesarcoma.org/index.php/patient_resources/。[7]

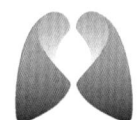

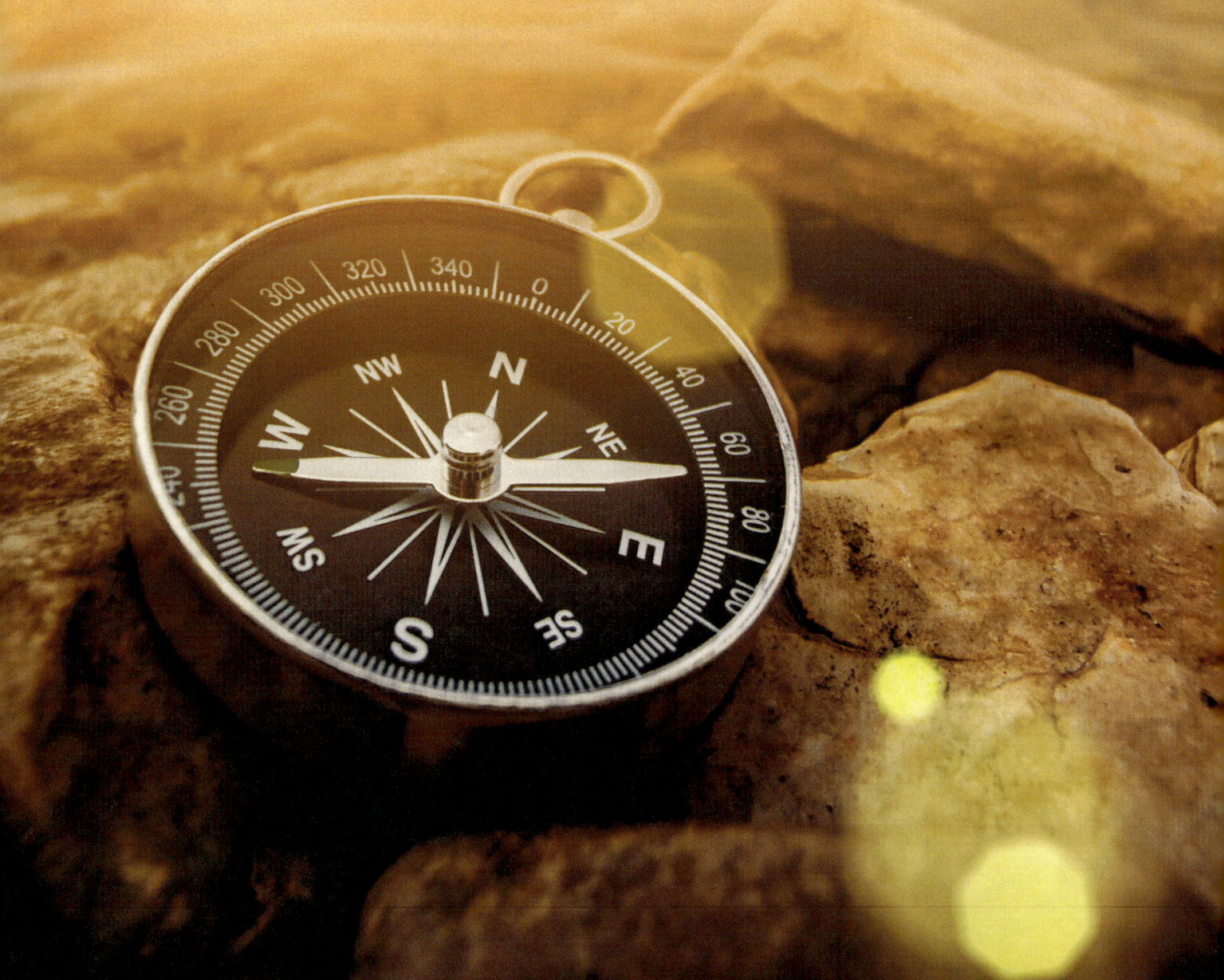

诊断过程

这本手册对于肺癌世界而言是宝贵的指南。当您和您关爱的人们面对这个残酷的现实时，它将让您们感到有所依据、有所理解。这是一本全面的指南，可以让您在令人窒息的局面下因掌握知识而感到安心，是您开始健康恢复之路的最佳第一站。可以让您找到易于理解的概念释义，为您在癌症旅途中策划出最适合您的计划而奠定知识基础！

当您感到生活急剧恶化时，基金会是一个温暖的港湾。带着圣人般的情怀、斗牛犬般的韧性、军人般的力量，这里的每一位工作人员都衷心为您服务，为您和您亲爱的人们祈福。能拥有肺癌基金会这个资源，我感到自己真幸运。他们是多么好的支持系统啊，您绝对想要接受他们为您服务。

—*Bekah, 幸存者*

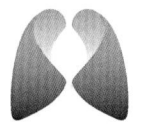

诊断过程

医生在我的肺部发现了一个斑片，下一步会发生什么？

首先，深吸一口气，要意识到这个斑片并不一定是肺癌；它可能是良性（非癌性）结节、感染、或很多其他疾病。过程中接下来的几个步骤将帮助医生判定问题的性质或做出相应诊断。

医生会与您谈及为了确定斑片是否为癌性需要做哪些检查。一般而言，您的计划中会包括某些放射线（即X-线）检查。医生也可能要对斑片进行活检。活检涉及从肺内或肺周获取组织样本并将该样本放在显微镜下进行检查。

放射线检查

在诊断过程中要向医务人员询问的问题：
• 为了确定我是否患有肺癌，需要作哪些检查？
• 我应该观察和等待吗？
• 如果我决定观察和等待，要等多久您才对斑片或结节进行复查？
• 积极检测是什么？
• 斑片或结节是良性（非癌性）的几率有多大？
• 我需要做X-线检查吗？
• 我需要做活检吗？
• 要多久才能得到活检结果？
• 每个检查会显示什么结果？

这里说的放射线（即X-线）检查是无痛的。在某些要求注射放射性液体的检查中，需要您接受输液针穿刺，这是在这些检查中您将遇到的最疼痛的事情。

计算机断层成像（CAT 或 CT 扫描）：CAT 或 CT 扫描采用独特的 X-线设备进行检查，与普通的胸部 X-线检查相比，用它拍摄的图像可以更详细地显示出体内结构。CT 扫描可以查出肺部极小的肿瘤，并可以协助判定癌细胞是否已经扩散到肺周围的淋巴结。这种扫描让医生知道肿瘤的大小及确切的位置。

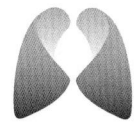

17

正电子发射计算机断层扫描（PET 扫描）： PET 扫描采用另一种非常专业的设备进行检查，这种设备可以围绕您的身体旋转，给出身体的三维视图，让医生可以分辨出恶性和良性组织区域。在做 PET 扫描之前，您的医疗服务团队中的一员会向您的静脉内注射少量含有放射性同位素的葡萄糖液。放射性同位素是一种可以发射放射线的原子，它发出的放射线可以被放射设备"看到"。随着 PET 扫描仪的旋转，它可以显示出细胞中同位素的分布情况。与正常细胞相比，由于癌细胞更活跃，可以摄取更多的葡萄糖混合液，恶性肿瘤在扫描中的成像亮度较高。

磁共振成像（MRI）： MRI 利用巨大的磁铁、磁场和无线电波对身体的不同部位--如大脑、肌肉、关节和血管--进行清晰的成像。在做检查之前，X-线科的技术员会让您摘下所有可能会被磁铁吸引的金属物件（戒指、眼镜、手镯/手链等）。

> 如果您确诊为四期肺癌，向您的医生询问是否应该接受脑部磁共振检查，以便查看有无转移。

骨扫描： 骨扫描是一项专门用来查看癌细胞是否扩散到骨骼的检查。同样的，对于这项检查，放射科技术员会向您的静脉内注射少量含有放射性同位素的葡萄糖液。这些液体会在骨骼发生生长异常的部位积聚，在这些部位，放射性扫描仪可以侦测出放射性活动水平并将该水平记录在 X-线片上，从而对那些可能有癌性肿瘤的部位清晰地显像。

活检术

您应该与医生就以下列出的活检术进行讨论，这样您才能理解哪些活检术对您的独特情况来说是必要的。为了便于您获得有助于您做出明智的医疗决策的信息，我们强调了以下应该与医生探讨的一些要点。

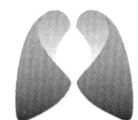

细针穿刺术（FNA） 通常由介入放射科医生（专门利用放射学进行医疗操作的医生）或呼吸科医生（专门诊治肺部疾病的医生）执行操作。在这项操作中，医生会将细针透过胸壁插入到肿瘤中。肿瘤中的细胞被吸入到针筒中，然后由病理科医生通过显微镜进行检查。在您的医疗团队中，病理科医生是专门通过检查组织和体液对疾病进行诊断的医生。细针穿刺活检术在 CT 扫描仪、X-线透视（使用透视检查仪进行的实时 X-线成像）或 MRI 的协助下进行，以便引导穿刺针到达肿瘤的精确位置。在进行操作之前，活检部位（穿刺针要穿刺的部位）要经过局麻，因此操作不会引起疼痛。

> 获取足够的肿瘤组织供诊断和分子学检测之用，这一点是重要的。向您的医生询问细针穿刺活检是否能获取足够的组织以供诊断和分子学检测之用。

粗针穿刺活检术 通常由介入放射科医生或呼吸科医生执行操作。这项操作与细针穿刺术相似，但是通过采用粗针穿刺，医生一般可以获得较大的组织块。用这种方法，病理科医生就能获得足够的组织材料，以便确定肺癌的类型和进行分子学检查。粗针穿刺通常在某种 X-线设备的引导下进行，以引导穿刺针到达肿瘤的精确位置。此外，在进行操作之前，活检部位（穿刺针要穿刺的部位）要经过局麻，因此操作引起的不适感甚小。

传统支气管镜检查术 一般由呼吸科医生执行操作。在这项操作中，需要将一根被称为支气管镜的软管通过鼻或口插入到气管、支气管和肺内的较大气管中。支气管镜检查术可以让医生切实看到肺的中心区域并获取组织标本，以供病理科医生检查之用。此项操作通常在局麻和镇静作用下进行，您的医疗团队可以在门诊进行此项操作，因此，您不需要在医院过夜。支气管镜检查术是一种快速操作，通常在一小时内即可完成。操作过后，您可能需要几个小时才能"恢复"。在这期间，在您和家人一起回家之前，医务人员会确保您清醒过来，而且没有任何问题。

电磁导航支气管镜检查™ 术：也称为 ENB™ 术，电磁导航支气管镜检查术™ 由呼吸科或胸外科医生进行操作。电磁导航支气管镜检查™ 术是一种以微创的方式进入到难以触及的肺部区域，从而协助诊断肺部疾病的方法。

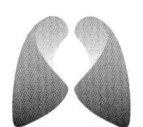

正如汽车里的全球定位系统的原理一样，带有 LungGPS™（肺部定位系统）技术的 Covidien's superDimension™ 导航系统通过使用计算机断层扫描，绘制出您的肺部路径图。医师按照这个路径图在肺内沿着气道找到结节。医师通过口腔或鼻腔将支气管镜插入到肺部。支气管镜到位之后，医师可以沿着肺部的自然气道找到肺部结节。医师用一个极微小的器械从结节上取下样本。有时，医师还会在肺结节的附近加一个标记以便协助实施后续的治疗。

> superDimension™ 定位系统中采用的 Covidien's LungGPS™ 技术是经过证实的前沿技术。向您的医生询问您是否适合接受 ENB™ 操作。有关 Covidien 技术的更多信息，请参阅"我们的慷慨支持者"一章。

胸腔穿刺术由介入放射科医生或呼吸科医生执行操作。如果任何一项 X-线检查术显示出肺外胸腔内存在液体，您的医生可能会将一根细针通过肋间隙插入胸腔，并吸出一些液体作为标本。如果胸腔内的液体导致您呼吸由困难，医生可能会抽出更多液体以帮您改善呼吸状况。病理科医生会对从胸腔内抽出的液体进行检查。

淋巴结活检术由介入放射科医生或呼吸科医生执行操作。淋巴结活检术在肺癌诊断初步确立之后进行，其目的是查看癌细胞是否从肺部扩散到了淋巴结。淋巴结活检术是判定肺癌分期的一项重要检查。这项操作可以通过以下三种方法中的一种进行：将穿刺针直接插入到淋巴结中；在支气管镜检查和纵隔镜检查过程中使用穿刺针；或通过手术完全切除淋巴结。这些方法通常都可以在局麻下在门诊进行。使用的麻醉类型和恢复情况对于不同的操作方法各有不同。

纵隔镜检查由胸外科或普外科医生执行操作。进行这项操作时，您需要进入手术室，接受全麻，这样在整个操作过程中您会处于睡眠状态。您的外科医生会将一个被称为纵隔镜的软管插进颈部的一个小手术切口。通过支气管镜，外科医生能够看到您肺内的情况；在纵隔镜检查过程中，外科医生将检查纵隔（两肺之间和肺前部区域）的情况。在这项操作过程中，外科医生可以对任何在肺外部可见的淋巴结或肿块取活检。纵隔镜检

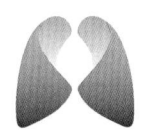

查可以与支气管镜检查在同一时段进行，这时，两项操作需要的时间少于2小时。如果不伴有其他操作，纵隔镜检查通常需要 45 分钟，而且可以在门诊进行。

电视胸腔镜手术（VATS） 由胸外科医生执行操作。进行电视胸腔镜手术时，您会被送入手术室，接受全麻，这样在整个手术过程中您会处于睡眠状态。医生将胸腔镜通过胸壁上的手术切口插进胸腔。胸腔镜的软管末端安装了一个摄像头，让医生可以查看您的胸腔内部情况。接下来，外科医生就可以查看肺的表面和胸壁了。医生可能会利用电视胸腔镜技术切除一些肺癌肿物。与开胸手术相比，这项手术创伤小，恢复时间短。

开胸手术 由胸外科医生执行操作。开胸手术与电视胸腔镜手术相似；然而，外科医生不是通过一个小的切口插入胸腔镜，而是要做一个通往胸腔的大手术切口以便可以直接看到肺。在开胸手术中，肿瘤、肺组织或淋巴结均可以被切除。这个手术要在全麻下进行，您很可能要在医院里住 3 到 5天。您的外科医生可能会选择电视胸腔镜手术，而不是开胸手术。

医生将怎么处置我的活检标本？并能从活检中获得什么信息呢？

医生完成活检之后，会将活检标本送往实验室，实验室里的病理科医生会切下一小片组织并将其放在显微镜下进行检查。在显微镜下，每种细胞看起来都是不同的，因而，病理科医生就能够分辨出您的肿瘤是哪一类，是良性的还是恶性的（是否为癌性）。

如果送活检的组织足够大，病理科医生可能还能够对肿瘤进行"分级"。病理科医生对肿瘤分级时，会将肿瘤细胞与正常细胞进行比较。肿瘤的分级描述为：肺活检组织样本中有多少与正常肺细胞类似的细胞。不同类型的癌有不同的级别，但一般而言，级别越低越好。根据镜下所见，病理科医生还可以判断肿瘤的生长和扩散速度有多快。

在对肿瘤进行分级时，病理科医生还会将您的活检组织送去做分子学检测。我们知道肺癌由新发或获得性基因突变引起的，对于不同类型的肺癌，这些突变有不同的基因组形态，因此，我们可以用分子学检测来识别出肿瘤的特异性基因特征。知道了您的肿瘤的特异性基因形态，将有助于您的医疗团队专门针对您的肿瘤制定治疗方案。

对较大的活检材料，病理科医生还会对肿瘤周围的组织进行检查，查看肿瘤之外和肺内组织中是否有癌细胞。病理科医生会出具病理学报告，其中包括所有的检查发现，并将该报告送给您的医疗团队中的其他成员。

您的医疗团队将根据肿瘤的分级和其他发现，开始为您设计专门针对您的治疗方案。您的医生会帮您理解您的肿瘤级别到底意味着什么，以及怎样将肿瘤级别用于指导治疗。

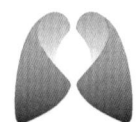

为什么医生需要重复做活检？

在刚确立了初步诊断时，病理科医生的工作重点是利用您的活检组织来判断您患有哪种特定类型的肺癌。为了做出正确的诊断，病理科医生通常需要检查多个肿瘤组织切片，并对组织进行特定的染色。这样一来，常常会出现组织材料被用完，没有材料可以做分子学检测的情况。30% 到 50% 肺癌活检会发生这种情况，尤其经常发生在采用小号穿刺针活检时 (1–3)。

需要重复做基因学检测的较常见的原因是，对初始组织标本仅能够做出部分基因分型或基因分型不足。不幸的是，大多数检测都会发生这种情况，一般发生在仅做了 *EGFR* 和 *ALK* 基因检测而检测结果为阴性的情况下。这可能是因为，采用了敏感性比新一代测序（NGS）技术低的基因测序方法来检测 *EGFR* 或 *ALK*，这些方法可能会漏检相当数量的突变（4-8）。分型不足的另一个常见原因是，当地针对 *EGFR* 和 *ALK* 的非新一代测序检测方法会用尽或耗尽您的组织标本，致使即便在可能会检测到其他突变基因型的情况下，因没有多余的材料而无法对其他基因型进行检测。

随着时间的推移，癌细胞会发生演变，尤其是在接受过治疗之后。比如说，确诊一年之后，您的癌细胞不一定与最初在第一次诊断时镜下看到的癌细胞是一样的。要知道癌细胞的潜在演变情况如何，唯一的方法是对组织进行重新活检并检查有无改变。

好在有"体液活检"可用，这种检测采用的是新一代测序技术，使您仅用易于获得的血液就能进行完整的基因组测试。据我们估计，这种方法中的一种--Guardant360--很可能会在 ¼ 的肺腺癌患者中找到相关的驱动癌症发展的基因突变。在诊断初步确立时，几乎所有人都被检测出只有一种驱动性基因突变。有些突变可以用靶向治疗，很多则不能用，但是如果找到了驱动性突变，就没有必要重复做有创性活检了。

如果您的癌症在接受过靶向治疗之后发生了进展，可以先采用体液活检，而不是有创性活检。通常可以在 10-14 天之后获得体液活检结果，如果血样检测没有发现出驱动您的癌症的突变，医生可能会推荐再次进行有创性活检。

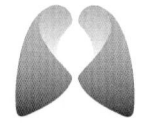

分子学检测

您的治疗过程的目标之一是判断肿瘤是否会对特定的药物或疗法有应答。以前，对肺癌的治疗只有根据癌的类型和分期制定的细胞毒性化疗。细胞毒性也就是杀细胞性，一般来说，这种化疗会杀死快速分裂的细胞。化疗对一些人来说可能很有效，但由于癌细胞并不是唯一一种快速分裂的细胞，当血细胞或毛发细胞（也是快速分裂细胞）也被杀死时，常常会出现副作用。我们了解到不同类型的肺癌有不同的基因形态，我们可以通过分子学检测来识别这些形态。识别出肿瘤的特定基因特性可以让您的医疗团队能够根据特定的肿瘤为您制定特定的治疗方案。

> 在过去几年中，分子学检测所起的作用越来越大。向您的医生询问您是否可以做分子学检测。如果不可以，请拨打 1-650-598-2857 与我们联系，以便了解如何对您的肺癌进行这项检测。

分子学检测是什么？

分子学检测也被称为分子学分析或分子表达谱，它可以协助您的医疗团队识别出您的肿瘤中的特定生物标记物。分子中含有的生物标记物可以确定您的癌细胞对治疗会有什么样的反应。生物标记物（或生物学标记）是一种非常特殊的物质，它可以指示出特定疾病的存在。生物标记物可以是蛋白、基因或其他生物物质。为了获取适量的肿瘤组织进行分子学检测，需要进行活检术。获取肿瘤活检组织后，肿瘤科和病理科医生会寻找与肺癌相关的某种生物标记物。

这些检查的结果可以显示出您的独特的"分子学指纹"。正如指纹都是不同的，分子学指纹也是如此。从您的独特分子学指纹中获取的信息，可以为肿瘤科医生或主治医生提供依据，以为您制定个体化肺癌治疗方案。每次做活检时，医生都可能会将活检组织送去做分子学检测。

病理科医生识别出特定的生物标记物就可能意味着存在一种*基因突变*和/或*融合*。基因突变是指任何一种基因结构改变现象。基因融合是指两个原先独立的基因中的基因物质混合或融合在一起，从而形成一个新的致癌性基因。我们知道，某些基因具有导致癌症或抑制癌症发生的功能。当这些基因的结构发生改变（突变）时，肺癌就可能发生。

从分子学检测中可以获得什么样独特的信息？这些信息对制定我的个体化医疗方案有什么作用？

分子学测试的内容取决于活检组织被送往的实验室。很多教学型医院的大型癌症中心都可以进行分子学检测。然而，大多数实验室在对您的肿瘤组织或血液进行 DNA 检测时，针对的是 *EGFR* 突变和 *ALK* 融合，并不检测其他五种可以用靶向治疗替代化疗的基因改变。在非小细胞肺癌患者中，在多于三分之一的患者中有发现有这七种国家指南中推荐检测的基因。[9,10]很多患者的活检组织被逐一进行的 *EGFR* 和 *ALK* 检测用完或耗尽，以至于其他五种基因 (*BRAF*、*MET*、*ERBB2 (HER2)*、*RET* 和 *ROS1*) 得不到检测。但是，20% 或者说五分之一的肺腺癌患者带有这五种基因改变。

31% 的肺部腺癌是可以进行靶向治疗的
NCCN 基因靶点：EGFR、BRAF、MET、ERBB2 (HER2)、ALK、ROS1、RET

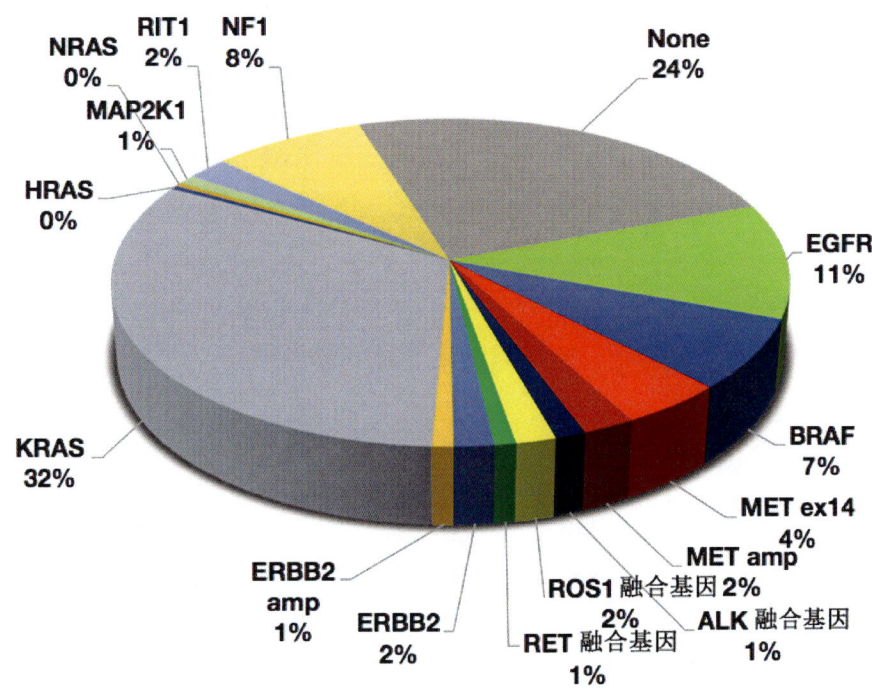

TCGA Nature 2014

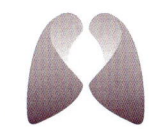

这也就是为什么指南中建议每个人都坚持要求对自己的肿瘤组织或血液标本做全面的肿瘤基因分型，因为有了可以用于检测组织或血液标本的新一代基因测序，所有七种基因靶位都可以得到检测。[11,12]越来越多靶向或攻击具有上述这些特定突变和其他特定突变的癌症药物治疗正处于开发中，因此，对于接受组织或血液新一代基因测序检测的肺癌患者，我们期望新的临床试验和治疗方案。

- *EGFR*: *EGFR* 基因可以产生一种被称为表皮生长因子受体的蛋白。非小细胞肺癌 (NSCLC) 患者中有 10% 的人伴有 *EGFR* 基因突变。[8]由 *EGFR* 基因突变引起的肺癌患者中有 50% 的人从未有过吸烟史。[9]发现的 *EGFR* 基因突变在白种人中占大约 15%，但在东亚人中的流行率为 40%。在拉丁美洲和南亚的流行率居中，大约为 22%。[13]

- *KRAS*: 患有非小细胞肺癌的患者中有 25% 的人伴有 *KRAS* 基因突变。[9]常用的用于治疗肺癌的药物有三种：吉非替尼 (易瑞沙™)、厄洛替尼 (特罗凯®) 和阿法替尼 (妥复克®)。研究者们发现伴有 *EGFR* 基因突变的肿瘤对这些 *EGFR* 抑制剂敏感 — 也就是说，这些药物可以减慢 *EGFR* 肿瘤的生长速度。然而，伴有 *KRAS* 基因突变的肿瘤对这些药物有抗药性，这些药物对这类肿瘤无效。*KRAS* 基因突变不能用靶向治疗，如果有这种突变，您的唯一选择是细胞毒性化疗。

- *ALK* 融合: 除了 *EGFR* 或 *KRAS* 基因改变，另一种可以驱动肺癌的基因改变可能是一种被称为 *ALK* 融合的异常改变。当两个基因 (比如 *EML4* 和 *ALK*) 融合在一起形成一个可以增强 *ALK* 癌基因活性的基因时，就出现了这种变异。在非小细胞肺癌患者中，发现有 *EML4-ALK* 和其他的 *ALK* 融合基因的患者占接近 5%，这种肿瘤对被称为克唑替尼的靶向治疗有高度反应性。[9]在从未有过吸烟史的非小细胞肺癌患者中也发现有这种突变，大约占 10% -15%。[9]

- *BRAF*: 第四个已知的突变是 *BRAF*，它在肺癌患者中的发生率大约为 3%。[9]像*KRAS* 一样，这种突变似乎在仍在吸烟或既往有吸烟史的患者中更常见。

  BRAF 突变基因产生的一种蛋白质可以向细胞内传递信号。在癌性肿瘤中，这种信号会促进细胞分裂，引起癌细胞生长。目前，大约有一半左右的 *BRAF* 突变可以用 *RAF* 抑制剂进行靶向治疗，这种抑制剂可以阻滞信号传导，从而减缓癌的扩散速度。[14]

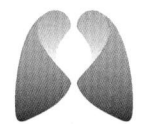

- *MET*: MET 基因发生的几种不同基因变异对相应的治疗有疗效反应。这些变异包括点突变、基因的一部分--外显子 14--缺失、或扩增。在基因扩增突变中，*MET* 基因并无变异，但多出的基因副本会驱动肿瘤的发生。所有这三种基因变异都不是常规检测项目，只有在以组织或血液为标本的新一代测序技术的全面基因组检测中才检测这些变异。这是我们推荐新一代测序的另一个原因，因为 *MET* 基因中的所有这三种改变都可能会对克唑替尼有反应。大约 6% 的患有肺腺癌的患者伴有 *MET* 基因突变，它在当前或既往吸烟者中的发生率高于在非吸烟者中。[9,15]

- *ROS1*: 与 ALK 融合相似，*ROS1* 融合由 *ROS1* 基因与另一个基因分裂并融合在一起形成，引起 *ROS1* 癌基因的活化。这些可进行靶向治疗的变异在肺腺癌中的发生率大约占 2%，[9] 而且可以用克唑替尼进行靶向治疗。

- *RET*: RET 融合在肺腺癌中也有发生，其发生率大约为 1%。[9] 最近，有研究显示这些变异可以用相应的靶向药物治疗，在临床试验中可以使用令人满怀期待的新型 *RET* 抑制剂。[6]

如需了解更多有关分子学检测的作用和治疗决策的信息，请参阅有关靶向治疗的章节。

基于血液的蛋白质组学检测

如果将基因序列比喻成生物学的"剧本"，那么，蛋白质组学（研究蛋白质的学科）就是对生物活动进行录制的"现场录像"。蛋白质组学的一个有用功能是，可以根据肿瘤细胞表达的特殊蛋白质标记或患者对肿瘤的免疫反应将患者分成不同的亚组。这些蛋白质标记可以在患者的血液中检测到（无需做组织活检），并可以为管理患者的治疗计划提供辅助信息。

Biodesix Inc. 是一家分子诊断公司，致力于研发基于血液的新型精密肿瘤检测技术。VeriStrat® 是一项商用的血清蛋白质组学检测，可以用于晚期非小细胞肺癌的诊断和预后判断。该公司为医生提供早期疾病诊断检测、更准确的诊断、疾病监测和更佳治疗指导等服务项目，这些服务可能会改善患者的预后。**请访问 www.biodesix.com**

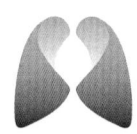

分子学检测的未来

目前正处于研究中的其他基因生物学标记物和突变可能会引出更多特异性非小细胞肺癌治疗方法。分子学检测可以确保适合的患者在正确的时间接受正确的药物治疗。请务必与您的肿瘤科医生谈及分子学检测。如果您对如何获取分子学检测有疑问，请通过 1-650-598-2857 与我们联系。

新一代基因测序

基因组学检测或基因组分析可以识别出驱动肿瘤生长的潜在 DNA 改变。这样的信息可以协助医生根据患者肿瘤的独特基因组学特征判断可以采用哪一种靶向治疗方案。在涉及肺癌的基因组学检测时，经常会提到一项被称为新一代基因测序的新技术。新一代基因测序是一种在短时间内对大量 DNA 进行测序的技术，它的应用方式多种多样。

普通的基因组学检测只能检测一个或有限的几个癌症相关性基因，因此不能显示出患者的基因组全貌。一些检测项目可能会利用新一代基因测序技术检测预先设定的"热点"区域的几种基因变异情况，这些"热点"区域位于经常会出现改变的基因内。然而，这种范围相对较小的基因组学检测可能会漏检肿瘤中经常发生的多种突变，从而限制了治疗方案的选择范围。

因此，国家指南建议对非小细胞肺癌进行全方位新一代基因测序，以确保不会遗漏潜在的可治疗性基因变异。举例来说，对最常见的 *EGFR* 基因突变进行的热点检测仍会漏检 1/6 的 *EGFR* 突变。[5]

仅需一份肿瘤组织标本，综合基因组分析检测就可以通过新一代基因测序技术检测所有癌症相关性基因和所有变异类型。这种方法仅通过一项测试就可以获得相关信息，以协助医生采用靶向疗法进行个体化治疗。您和您的医生可以利用全方位基因分析的结果来讨论治疗方案的选择，包括经 FDA 批准的靶向疗法或处于临床试验阶段的新型靶向疗法。

综合基因组分析是相对较新的治疗辅助工具，在美国并非所有的保险公司都有覆盖，但保险覆盖可以根据个案情况单独申请，有可能可以获得经济资助。如有新的关于综合基因组分析的信息，我们会让您知晓。同时，如果您希望对自己的肺癌肿瘤进行综合基因组分析检测，您可以在 www.dontguesstestlungcancer.com 网站上找到更多的信息以及您与医生的谈话指南，或通过 1-650-598-2857 致电 ALCF。

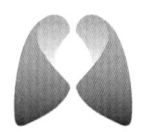

对于综合基因组分析，我们建议您考虑以下三个实验室：Caris Life Sciences、Foundation Medicine 和 Guardant Health。Caris 要求的检测材料是活检组织，Foundation 要求的是组织或血液，而 Guardant Health 只需要血液标本。

Caris 生命科学的循证肿瘤分析服务--Caris Molecular Intelligence™--是肿瘤科医生拥有最有潜在临床应用价值的治疗方案，这是当今个体化癌症治疗的前沿。Caris Molecular Intelligence™ 采用多种可以评估每个患者肿瘤生物变化的、经验证的先进技术，将源自肿瘤的生物标记物的数据与经相关临床文献证据证实的生物标记物-药物关联起来。如需更进一步了解 Caris Molecular Intelligence™，请访问他们的网站：www.CarisLifeSciences.com。

Foundation Medicine 提供有 FoundationOne 服务，这是一项综合基因组分析检测，可以识别引起患者癌细胞生长的驱动性分子，以协助医生为癌症患者做出治疗决策，它还有助于肿瘤科医生为患者选择适宜的靶向治疗方案或临床试验。如需更进一步了解 Foundation Medicine，请访问 www.foundationmedicine.com。如需更进一步了解 FoundationOne 检测，或希望获取有助于理解检测过程的信息资源，请访问 www.mycancerisunique.com。

Guardant Health 是全球体液活检领域的领导者，它提供一种被称为 Guardant360 的综合基因组分析检测。这种无创血液活检能够检测出所有肺癌基因变异，以便采用靶向治疗。仅用两管血液样本，Guardant360 就可以帮助肿瘤科医生为患者找到经 FDA 批准或在临床试验阶段的适合的靶向治疗，从而为患者提供个体化癌症治疗服务。如需更进一步了解这项市场上证据最充分、最全面的基于血液的检测，请访问 www.guardanthealth.com/guardant360

怎样获取用于分子学检测的肿瘤组织？

您的医生会通过活检术从您的肿瘤中获取组织标本。癌症的诊断总是从组织活检开始，以便让病理科医生判断您患有哪种类型的癌症。取活检的方式有几种。获取的肿瘤组织要足够大，以便可以做分子学检测，这一点很重要。细针穿刺 (FNA) 活检得到的组织可能不足以做分子学检测，因此，肿瘤科医生可能会推荐以下活检方法。

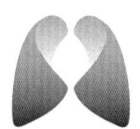

- 由介入放射科医生执行操作的粗针穿刺活检术
- 由呼吸科医生执行操作的支气管镜检查术
- 由介入放射科医生或呼吸科医生执行操作的淋巴结活检术
- 由胸外科或普外科医生执行操作的纵隔镜检查术
- 计算机断层成像 (CT)、X 线透视检查、超声检查、或由介入放射科医生或呼吸科医生执行操作的 MRI 引导的粗针穿刺活检术
- 由胸外科医生执行操作的电视胸腔镜手术（VATS）
- 由呼吸科或胸外科医生执行操作的电磁导航支气管镜检查™

如果活检获得的组织不足以检测所有的已知基因突变，该怎么办呢？

导致非小细胞肺癌 (NSCLC) 且可以用 FDA 批准的药物进行治疗的基因变异有七种。带有这些基因变异的患者几乎占所有肺癌的 85%（小细胞肺癌的发生率已逐渐降低到了 15% 以下）。(请参阅 Govindan R: Changing Epidemiology of Small-Cell Lung Cancer in the United States Over the Last 30 Years: Analysis of the Surveillance, Epidemiologic, and End Results Database. J Clin Oncol 24:4539–4544, 2006) 最新的美国国家综合癌症网络指南 (请参阅 www.nccn.org) 强烈推荐采用涵盖所有七种非小细胞肺癌基因靶位（*EGFR*、*ALK*、*ROS1*、*BRAF*、*MET*、*RET* 和 *HER2*）的宽范围分子学分型，因为这些靶位拥有相对应的治疗，这些靶向治疗的反应率比单纯化疗要高出 2-3 倍。如果医生没有足够的材料对所有基因标记物进行检测，在无法再次进行有创性活检时，美国国家综合癌症网络指南建议进行血液（血浆）检测（一种"体液活检"，请注意，尽管这些血液活检马上就会获得 FDA 的批准，当目前仍未被批准）。（请参阅 NCCN）。

我的活检组织会在哪里进行检测？

肿瘤组织通常由经临床实验室修正案认证的实验室（通常称为 CLIA 认证实验室）进行检测。如果您看病的医院没有可以做分子学检测的实验室，您的肿瘤科医生会要求将组织送往其他实验室。

要多久才能得到结果？

肿瘤科医生会在 3-10 个工作日内收到分子学检测结果。肿瘤科医生可能会通过电话告诉您结果，或在您下次看病时与您谈论这些结果。不论两种方式中的哪一种，肿瘤科医生都会与您讨论这些结果，以及根据这些结果选择适合您的治疗方案。

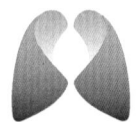

其他诊断检查

肺功能检查 (PFT)

肺功能检查是一项判断您的肺部功能状况的呼吸检查。这项无创性检查可以在呼吸科医生的诊室中进行或在医院的门诊部进行。

脉搏血氧饱和度测定 （Pulse Ox）

呼吸急促是肺癌的常见症状之一。您的医疗团队可能会用一种叫做脉搏血氧仪的设备来测定您的血液中的含氧水平。脉搏血氧仪要在您的指尖上放置一分钟。如果血液的含氧水平较低，在您患病期间中，医生可能会让您吸氧。

高空模拟试验 (HAST)

医生可能会用高空模拟试验 (HAST) 来判断当您乘飞机或去往海拔高的城市或国家时是否需要吸氧。人们有时也会把高空模拟试验称为"低氧海拔模拟试验"。在乘飞机或在海拔高的地方时，由于氧压减低，您可能有患心肺疾病的风险。在进行高空模拟试验之前，在您呼吸正常空气时，医生会为您测量血液、脉率和呼吸率。医生也可能会为您连接心脏监测仪，以便监测您的心跳节律。完成这些初步测定之后，您就会呼吸与平时的空气相比含氧百分比较低的空气。在这个 20 到 30 分钟的试验中，医生会对您在呼吸低氧空气时的任何显著症状进行监测。如果您在试验中发生症状，医生会让您边吸氧边再次进行测试，以便确定吸氧可以预防症状的发生。执行高空模拟试验的医生会将结果送给您的肿瘤科或呼吸科医生。

全血细胞计数 (CBC)

化疗和放疗可以暂时影响能够生成正常血细胞的骨髓细胞，因此，您的医疗团队会在治疗前和治疗过程中不断进行这项重要的检查。全血细胞计数还可以向医生显示某些血液异常，这些异常可能提示有肾功能和肝功能问题。医生会定期复查全血细胞计数，以便查看您的血液中的细胞数量和类型是否正常。

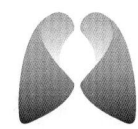

痰细胞学

对于痰细胞学检查，您的医疗团队会让您尽可能从肺深部咳出痰液标本。肺癌细胞可能扩散到气道内并混入到痰液中。获得了您的痰液标本之后，细胞学家或病理科医生会在痰液中寻找正常和异常细胞。细胞学是研究细胞的学科，而细胞学家是对癌细胞的识别进行研究的科学家。

诊断时间表

要等多久我才能获得结果，并最终获得诊断？

肺癌的诊断时间表在很大程度上取决于您的医生、您接受治疗的机构、您的治疗方案，可能还有需要进行的其他诊断性检查。ALCF 希望将下面的时间表看作是肺癌诊断的标准化医疗时间表。

> 对管理您的癌症之旅来说，与专门诊治肺癌的肿瘤科医生配合、以及拥有多学科医疗团队是很重要的。让您的医生将您推荐给肺癌专科医生或拨打 1-650-598-2857 联系 ALCF 要求推荐。

在 X-线片显示出肺部有可疑斑片之后，您应该进行 CT 扫描。如果CT 扫描显示出斑片，医生会安排活检术。在活检术之后，根据您的肿瘤中的肺癌细胞类型，医生可能会要求做分子学检测。如果肿瘤科医生建议进行（静脉）输液化疗，而您决定选择采用静脉输液港，您的医疗团队会为您安排进行静脉输液港植入手术。根据肿瘤科医生建议的治疗方案，获得化疗药物可能要等一段时间。

从诊断到治疗的时间安排

X-线检查　CT 扫描　活检　分子学测试　确立治疗方案　开始治疗

10个工作日/2 周

在理想情况下，从确诊可能的肿瘤到治疗可能会需要 2 周时间。这个时间表取决于您所在地域的医疗服务资源情况--但您的医疗团队应将它作为努力的目标。

我的医生说我患了肺癌。下一步会怎样？

您的家庭医生或协助诊断的家庭医生会将您推荐给一位肿瘤科医生，这位肿瘤科医生会与您合作共同制定您的治疗方案。如果您将接受癌症放射治疗，您还会遇到一位放射肿瘤科医生。

您的医疗团队中可能会有其他很多来自不同专业领域的人，他们的工作目的是帮您理解您的疾病，并尽可能降低治疗给您带来的不适。

我能寻求第二种意见吗？

在开始治疗之前，您可能希望为您的诊断和治疗方案寻求第二种意见。如果您和您的医生有所要求，很多保险公司会支付寻求第二种意见的费用。寻找可以提供第二种意见的医生的方式有多种。最好的方式是让您的医生将您推荐给某位他或她信赖的医生。有了您的医生的推荐，拿到预约的时间可能会短得多。您也可以通过 1-650-598-2857 与 ALCF 取得联系，来获取专门诊治肺癌的医生或医学机构的名称，您还可以通过致电或写信给当地或州立医学团体，与当地医院的社会工作者交谈，或在附近的医学内咨询，来询问有没有可以推荐的专家。您附近的癌症中心或癌症支持团体可能是寻找可以提供第二种意见的医生的优质资源。

在为了寻求第二种意见去看另一位医生时，务必整理好并携带包括 X-线片和病理学报告在内的病历质料。在某些情况下，您可以让医院或您的医生将您的病历资料直接寄给您要看的医生。要有耐心，这个过程有时候并不是很顺利。向您的医生询问延迟获得第二种意见是否会对您的健康有不利影响。在大多数情况下，延迟两周对治疗方案的有效性的影响很小。如果您必须去另一个城市寻求第二种意见，务必向您的保险公司就保险的承保情况进行咨询。有些保险公司会全部或部分承担这类费用。

社区癌症中心和学术医疗中心的区别是什么？

根据肿瘤科医生开处的治疗以及可选方案的不同，您可能要在几种不同的医疗环境中接受治疗。首先，您可能会在位于医学大楼或社区癌症中心的肿瘤科医生诊所内看病。肿瘤科医生诊所中可能设有实验室，这就意味着大多数的实验室检查都不需要去别的地方做。您的肿瘤科医生的诊所中也可能拥有一间输液室，您可以在这里接受化疗。

其次，您可以接受社区癌症中心的服务，在治疗过程中，您可以在这里接受大部分的医疗服务。在 2007 年，美国国家癌症中心（NCI）启动了社区癌症中心计划，为全国范围的癌症中心提供资金资助。[10]这些癌症中心的宗旨是：促进癌症研究并提供高质量的医疗服务，很可能在您的附近就有一家这样的癌症中心。很多癌症中心附属于医院，您可以在这里很方便地接受实验室检查、诊断检测和操作、放疗和化疗以及手术。此外，大多数癌症中心都设有广泛的社会服务、财务咨询和其他支持服务，在治疗过程中，您可能需要这些服务。

最后，您的住所附近可能有一家学术医学中心，它与多家医疗院校具有密切联系。如果您可以接受学术中心的服务，您可能会获得采用更先进的技术的更专业治疗。通常而言，在学术医学中心，可以接受到在社区医院中无法进行的新型治疗。需要注意的一点是，由于这些学术中心附属于医学、护理和其他医疗院校，您的治疗团队中很可能会有学习新技能的学生和从事临床试验的研究人员。学术医学中心中也会设有广泛的社会服务、财务咨询和其他支持服务，在治疗过程中，您可能会需要这些服务。

根据您附近的医疗机构的类型，可用的资源可能会非常不同。找到一家在治疗过程中可以为您提供您所需资源的癌症中心很重要。确定在哪里接受治疗跟找到一位专门诊治肺癌的肿瘤科医生一样重要。我们可以为您提供帮助，请通过 1-650-598-2857 与 ALCF 联系，获得癌症中心推荐。

多学科医疗团队

多学科团队是最理想的！下面列出了您的医疗团队中可能包含的医学专业人士。有些人可能有不同的头衔，有一些职能也可能由同一个人担任，但您应该能得到这些服务：

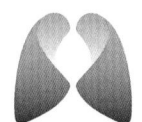

肿瘤内科医生：肿瘤内科医生是采用医学药物和化学药物来治疗癌症的医生。

放射肿瘤科医生：放射肿瘤科医生是采用 X-线和特殊的放射学操作来进行癌症的诊断和治疗的医生。其中包括 X-线检查、CT 扫描、MRI 和PET 扫描。

胸外科医生：胸外科医生是专门对胸部癌症和其他疾病进行手术治疗的医生。

呼吸科医生：呼吸科医生是专门对肺部疾病进行评估和治疗的医生。

病理科医生：病理科医生负责对活检术或外科手术所获得肿瘤组织进行分析，对癌症和其他疾病进行诊断和分期。

导航护士：导航护士是注册护士，负责在癌症的诊断和治疗过程中，通过教育、支持和协调医疗服务为您和您的家人提供帮助。

化疗护士：化疗护士是注册护士，专门负责执行化疗和其他癌症治疗、帮您应对副作用，并进行静脉输注。

研究护士：研究护士是注册护士，当您参加临床试验时，负责给药和为您提供护理服务。

症状管理协调员：症状管理协调员是帮您管理癌症或治疗相关症状的注册护士或医生。

放射科技术员：放射科技术员是持照专业人员，负责指导您进行放射治疗、为放射检查注射造影剂或对比剂，并在放疗过程中为您提供护理。

社会工作者：社会工作者是持照专业人员，通过支持性心理咨询和社区资源，为您和您的家人提供帮助。

注册营养师：注册营养师是持照专业人员，负责根据您的特殊需要，为您制定营养方案。

Bonnie J. Addario 肺癌基金会(ALCF)：ALCF 是患者集资、患者导向、患者自创的最大慈善机构之一，通过科研、早期发现、教育和治疗，专门致力于根治肺癌。基金会可以为您的癌症之旅提供帮助。您只需拨打 1-650-598-2857。

在没有多学科团队的情况下，我该怎么办？

如果您居住的地方远离癌症中心或大型医学中心，为了获得第二种意见或更多的资源，您可能需要去外地求医。大型医学中心的肿瘤内科医生可能会同意与您当地的肿瘤科医生合作，这样您就可以在当地医院或诊所获得最先进的医疗了。如果您不能去外地的癌症中心或大型医学中心就医，请向您当地医院的肿瘤科医生寻求帮助，以获得您治疗过程所需的资源。我们乐于为您提供帮助，如需当地的资源信息，请通过 ALCF 电话 1-650-598-2857 与我们联系。

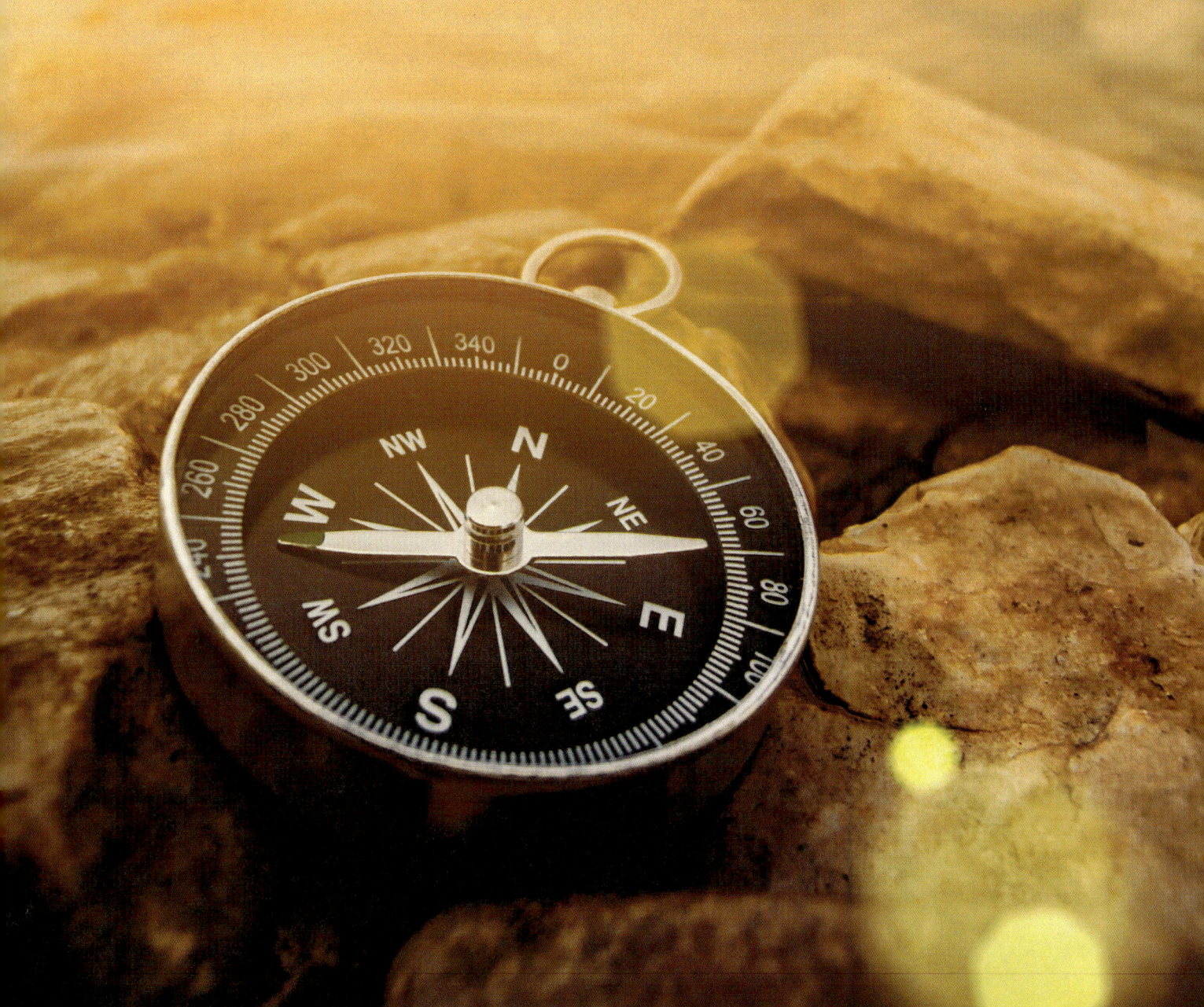

肺癌分期

《患者教育手册》曾经是而且仍然是我获取信息的渠道。我确诊肺癌已经五年了，在需要信息时，我仍会翻阅这本手册。

—Kimberly Buchmeier，幸存者

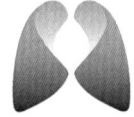

肺 癌 分 期

除了对肿瘤恶性度进行划分之外，您的医疗团队还会对您的肺癌进行分期。

就肺癌分期可以向医生提问的问题：

- 我的肺癌分期是什么，这个分期对我来说意味着什么？

- 癌细胞已经从我的肺部扩散到其他部位了吗？

- 我是否需要接受更多的测试后，再决定采取哪种治疗方法？

我的肺癌分期意味着什么？

肺癌分期可以告诉肿瘤科医生原发性肿瘤的大小、带有癌细胞的淋巴结的数目，以及癌细胞是否转移到了其他器官。弄清楚肺癌分期至关重要，因为这个分期可以帮助您和您的肿瘤科医生确定最有效的治疗方式。

也许您比较熟悉肺癌的传统分期方法，在这种方法中肿瘤科医生将肺癌的分期描述为 I、II、III 或 IV 期。在这种分期中，数值越高，肺癌侵犯的范围越广。肿瘤科医生也采用 TNM 系统来确定肺癌的分期。

T、N、M 肺癌分期

TNM 分期系统是由美国癌症联合会 (AJCC) 和国际抗癌联盟 (UICC) 确立的。自确立以来，它已成为使用最广泛的癌症分期系统之一。肿瘤科医生会按照统一的标准用 TNM 分类系统为您的癌症分期。

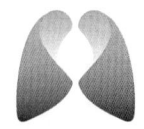

根据 2010 年的分期定义，字母 T、N 和 M 提示肿瘤分期的三大主要信息：

- T = 描述原发性肿瘤的大小
- N = 描述带有肿瘤细胞的淋巴结的数目
- M = 描述远处器官的转移瘤存在情况

如果您的医疗团队用的是这种分期，您的医生可能会将您的肺癌分期描述为，比如，T1、N1、M0。这一分期表示发现了原发性肿瘤，但原发性肿瘤相对较小（T1）。累及了淋巴结 (N1)，但癌细胞尚未播散到其他器官（M0）。

> 我们清楚，下面的信息可能很难弄懂。
>
> 为了更好的理解分期过程，请访问美国国家癌症研究
>
> 所的网站，查看疾病每个分期的图片。他们的网址为
>
> http://www.cancer.gov/cancertopics/pdq/treatment/non-small-cell-lung/Patient/page2.

I、II、III、IV 期肺癌分期[11]

0 期或原位癌：如果肿瘤科医生说您的分期为 0 期，这就意味着医生在您的气道中找到了异常细胞（通常通过痰细胞学检查）。这些细胞可能会生长并侵犯肺组织。

I 期：如果肿瘤科医生说您的分期为 I 期，这就意味着您只有一侧肺部发现有肿瘤，而且在淋巴结中没有发现癌细胞。

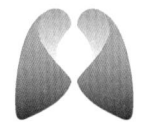

I 期的分期图:

肺癌 0 到 I 期	TNM （肿瘤、淋巴结、转移性）	定义
隐匿性癌	TX、N0、M0	TX = 没有找到原发性肿瘤，或者是通过从痰液或支气管冲洗液中检出了恶性细胞，从而证实肿瘤的存在，但在影像学或支气管镜检查中没有看到肿瘤。 N0 = 无局部淋巴结转移 M0 = 无远处转移
0	Tis、N0、M0	Tis = 原位癌 N0 = 无局部淋巴结转移 M0 = 无远处转移
IA	T1a、N0、M0 T1b、N0、M0	T1a = 肿瘤最长径 ≤2 cm T1b = 肿瘤最长径 >2 cm 但 ≤3 cm N0 = 无局部淋巴结转移 M0 = 无远处转移
IB	T2a、N0、M0	T2a = 肿瘤最长径 >3 cm 但 ≤5 cm N0 = 无局部淋巴结转移 M0 = 无远处转移

感谢国际肺癌研究协会提供。[11]

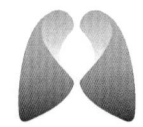

41

II 期：II 期肺癌指的是医生仅在一侧肺中找到了肿瘤，而且可能累及了肺癌同侧的淋巴结。对于 II 期肺癌，纵隔淋巴结中没有发现癌细胞。纵隔是指两肺之间从胸骨到脊柱的区域。

II 期的分期图：

肺癌 II 期	TNM （肿瘤、淋巴结、转移性）	定义
IIA	T1a、N1、M0	T1a = 肿瘤最长径 ≤2 cm
	T1b、N1、M0	T1b = 肿瘤最长径 >2 cm 但 ≤3 cm
	T2a、N1、M0	T2a = 肿瘤最长径 >3 cm 但 ≤5 cm
		N1 = 发生同侧支气管周围和/或同侧肺门和肺内淋巴结转移，包括肿瘤延伸直接累及淋巴结
		M0 = 无远处转移
	T2b、N0、M0	T2b = 肿瘤最长径 >5 cm 但 ≤7 cm
		N0 = 无局部淋巴结转移
		M0 = 无远处转移

感谢国际肺癌研究协会提供。[11]

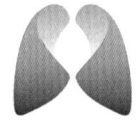

肺癌 II 期	TNM （肿瘤、淋巴结、转移性）	定义
IIB	T2b, N1, M0	T2b = 肿瘤最长径 >5 cm 但 ≤7 cm N1 = 在同侧支气管周围和/或同侧肺门和肺内淋巴结发生转移，包括肿瘤延伸直接累及淋巴结 M0 = 无远处转移
	T3, N0, M0	T3 = 肿瘤 >7 cm 或肿瘤侵犯下列结构: 胸壁（包括肺上沟肿瘤）、横膈膜、膈神经、纵隔胸膜、心包壁层；或肿瘤在主支气管中的位置距离隆突不到 2 厘米，但未累及隆突；或出现癌症相关性整肺肺不张或阻塞性肺炎；或原发性肿瘤所在肺叶中存在一个或多个独立的肿瘤结节。 N0 = 无局部淋巴结转移 M0 = 无远处转移

感谢国际肺癌研究协会提供。[11]

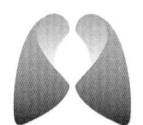

IIIA 期： IIIA 期肺癌是指肺叶内可能有一个或多个肿瘤。在这个分期中，癌细胞已经播散到了与肺癌同侧的淋巴结，或气管与支气管交接处、胸壁或胸膜。

IIIA 期的分期图:

肺癌 IIIa 期	TNM （肿瘤、淋巴结、转移性）	定义
IIIA	T1a、N2、M0	T1a = 肿瘤最长径 ≤2 cm
	T1b、N2、M0	T1b = 肿瘤最长径 >2 cm 但 ≤3 cm
	T2a、N2、M0	T2a = 肿瘤最长径 >3 cm 但 ≤5 cm
	T2b、N2、M0	T2b = 肿瘤最长径 >5 cm 但 ≤7 cm
		N2 = 发生了同侧纵隔和/或隆突下淋巴结转移
		M0 = 无远处转移

肺癌 IIIa 期	TNM （肿瘤、淋巴结、转移性）	定义
	T3、N1、M0	T3 = 肿瘤 >7 cm 或肿瘤侵犯下列结构: 胸壁（包括肺上沟肿瘤）、横膈膜、膈神经、纵隔胸膜、心包壁层；或肿瘤在主支气管中的位置距离隆突不到 2 厘米，但未累及隆突; 或出现癌症相关性整肺肺不张或阻塞性肺炎；或原发性肿瘤所在肺叶中存在一个或多个独立的肿瘤结节。 N1 = 发生了同侧支气管周围和/或同侧肺门和肺内淋巴结转移，包括肿瘤延伸直接累及淋巴结 M0 = 无远处转移
	T3、N2、M0	T3 = 肿瘤 >7 cm 或肿瘤侵犯下列结构: 胸壁（包括肺上沟肿瘤）、横膈膜、膈神经、纵隔胸膜、心包壁层；或肿瘤在主支气管中的位置距离隆突不到 2 厘米，但未累及隆突; 或出现癌症相关性整肺肺不张或阻塞性肺炎；或原发性肿瘤所在肺叶中存在一个或多个独立的肿瘤结节。 N2 = 发生了同侧纵隔和/或隆突下淋巴结转移 M0 = 无远处转移
	T4、N0、M0	T4 = 任意大小的肿瘤侵犯了以下结构：纵隔、心脏、大血管、气管、喉返神经、食管、椎体、隆突；在原发性肿瘤同侧肺的不同肺叶中发现有一个或多个肿瘤结节。 N0 = 无局部淋巴结转移 M0 = 无远处转移

肺癌 IIIa 期	TNM （肿瘤、淋巴结、转移性）	定义
	T4、N1、M0	T4 = 任意大小的肿瘤侵犯了以下结构：纵隔、心脏、大血管、气管、喉返神经、食管、椎体、隆突；在原发性肿瘤同侧肺的不同肺叶中发现有一个或多个肿瘤结节。 N1 = 发生了同侧支气管周围和/或同侧肺门和肺内淋巴结转移，包括肿瘤延伸直接累及淋巴结 M0 = 无远处转移

感谢国际肺癌研究协会提供。[11]

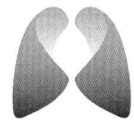

IIIB 期： 在 IIIB 期肺癌中，可能在任意的肺叶中存在独立的肿瘤，而且肿瘤可能播散到了胸壁、横膈膜、肺或壁胸膜、心包或心脏、通向或来自心脏的大血管、食道、胸骨或脊柱。

IIIB 期的分期图：

肺癌 IIIB 期	TNM （肿瘤、淋巴结、转移性）	定义
IIIB	T4、N2、M0	TX = 没有找到原发性肿瘤，或者是通过从痰液或支气管冲洗液中检出了恶性细胞，从而证实肿瘤的存在，但在影像学或支气管镜检查中没有看到肿瘤。 N0 = 无局部淋巴结转移 M0 = 无远处转移
	任何T、N3、M0	任意 T N3 = 发生了对侧纵隔、对侧肺门、同侧或对侧斜角肌或锁骨上淋巴结转移 M0 = 无远处转移

感谢国际肺癌研究协会提供。[11]

IV期：在 IV 期肺癌中，在双侧肺部有一个或多个肿瘤，而且可能在肺周体液中找到癌细胞。肿瘤可能已经播散到了身体的其他器官，通常见于脑、肝和骨。

IV 期的分期图:

肺癌 IV 期	TNM （肿瘤、淋巴结、转移性）	定义
IV	任意 T、任意 N、M1	任意 T 任意 N • NX = 无法评估局部淋巴结 • N0 = 无局部淋巴结转移 • N1 = 发生了同侧支气管周围和/或同侧肺门和肺内淋巴结转移，包括肿瘤延伸直接累及淋巴结 • N2 = 发生了同侧纵隔和/或隆突下淋巴结转移 • N3 = 发生了对侧纵隔、对侧肺门、同侧或对侧斜角肌或锁骨上淋巴结转移 M1 = 有远处转移

感谢国际肺癌研究协会提供。[11]

分期是一个有用的分类工具，重要的一点是，您要记得就这些分期与您的医疗团队讨论，让他们帮您理解这个分期对您的特定诊断和治疗方案而言到底意味着什么。

非小细胞肺癌的治疗

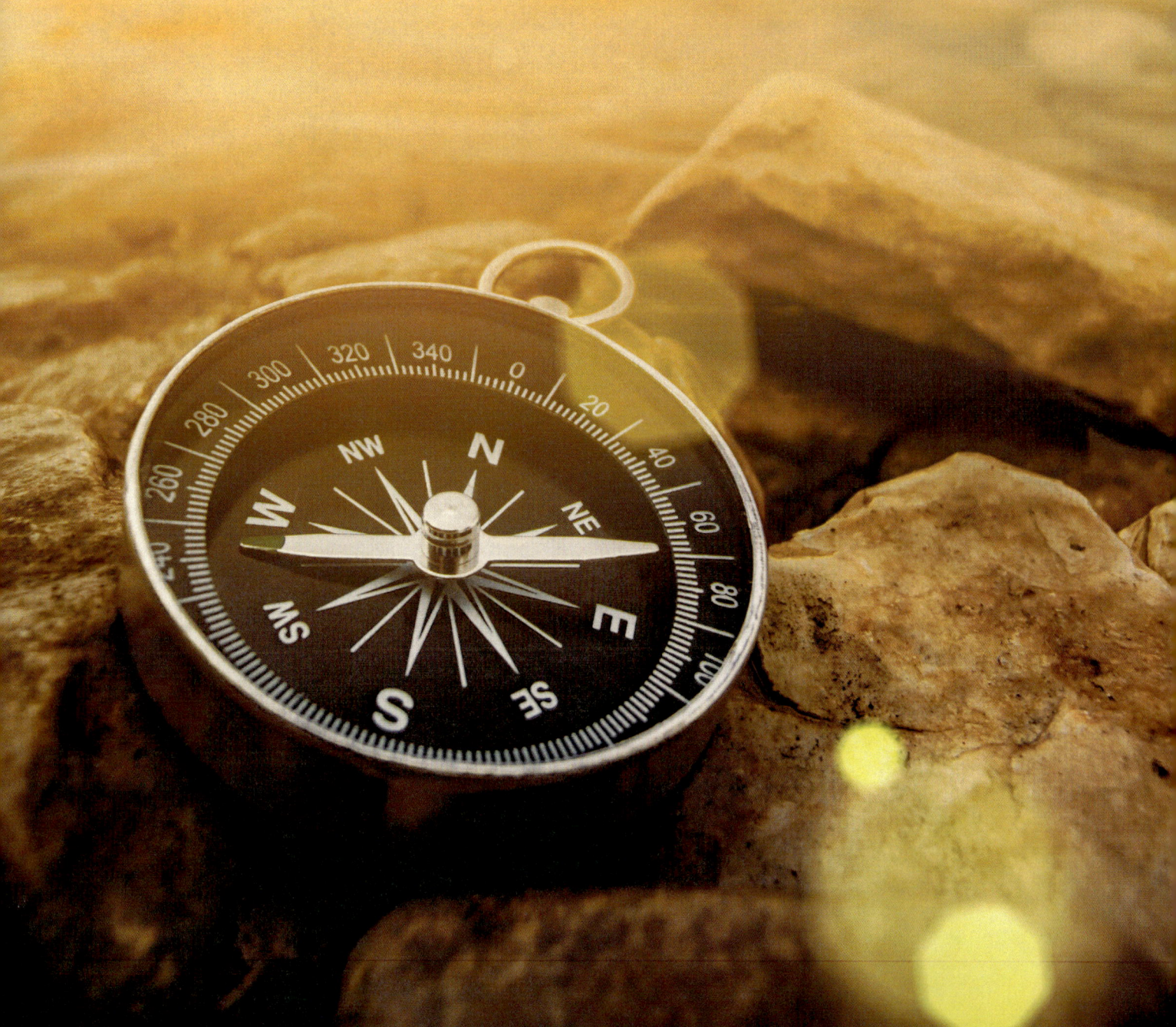

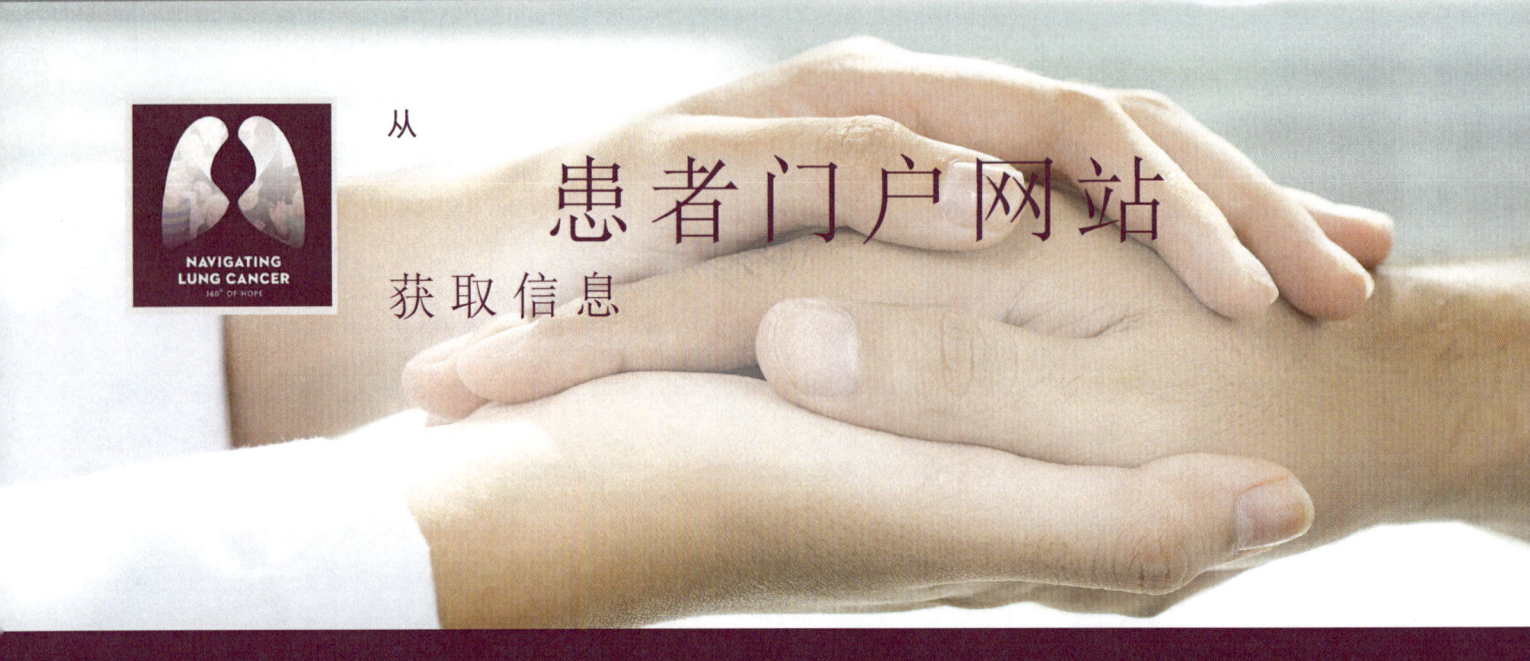

从 **患者门户网站**

获取信息

注册!!!

www.lungcancerfoundation.org/patients/portal/

请考虑在我们的患者门户网站注册，在这里您将能获取专门针对您的疾病的信息以及附加的只有会员才享有的特色服务，比如使用直接的即时聊天工具与基金会联络。

这个门户网站是您的网上之家，在这里您可以了解到与您--肺癌患者--直接相关的最新动态，并从其他患者分享的经历中获得支持，您也可以分享自己的经历。

我们是专门为您服务的! 如果您对自己获得的信息或者对复杂的癌症治疗路径有疑问，或者有其他任何疑问，请尽管与我们取得联系。您的留言将会被直接传达给 Danielle Hicks (患者服务和项目部主任)、Michele Zeh (患者服务和项目部协调员)以及Guneet Walia 博士 (科研和医学事务部主任)。

如果您的ROS1是阳性，还有专门划分给ROS1阳性患者的门户分区。

http://www.lungcancerfoundation.org/patients/ros1/

非 小 细 胞 肺 癌 — — 治 疗

概述

在确诊肺癌之后，您的下一个问题肯定是"该怎样治疗癌症？"您的个体化治疗方案将取决于您的肺癌类型、分期和您的总体健康状况。当您开始与治疗团队一起为治疗做计划时，重要的一点是要准备好一张问题清单。这时，您可能会感到摸不着头脑，因此，要记得在与医疗团队讨论治疗计划时，要写下所有内容。

针对肺癌的可选治疗方法包括手术、化疗、放疗、靶向治疗或这些治疗的联合疗法。

肺癌的治疗可以分为两类：

- 局部治疗：手术和放疗属于局部治疗这些治疗会切除或摧毁肺里的癌性肿瘤。如果癌细胞已经播散到了身体的其他部位（如其他器官或骨骼），您的医生也可能会采用这些局部疗法中的一种，以控制这些特定部位的癌细胞。

可以向医生提问的有关肺癌治疗的问题：

- 我有什么治疗选择？
- 我的治疗目标是什么 (根治、稳定病情、姑息或对症治疗)？
- 我要接受多种治疗吗？
- 每种治疗的预期获益是什么？
- 治疗对我的正常活动和日常生活会有什么影响？
- 为了控制副作用，我们该做些什么？
- 对我来说还有其他可用的治疗方案吗？
- 对我来说有没有可参加的临床试验？
- 为了准备治疗，我能做些什么？
- 我需要住院吗？如果需要，那需要住院多久？
- 治疗的费用是多少？我的保险公司会支付这项费用吗？
- 我会有时间寻求第二种意见或权衡治疗方案吗？如果可以，在开始治疗前，我有多长时间？

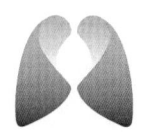

- 全身治疗：化疗和靶向治疗属于全身治疗。这些药物进入血液，以便控制全身各处的肿瘤细胞。全身治疗通过口服给药、手臂静脉给药或置入胸腔（静脉）的输液港装置给药。

可以向医生询问的有关手术的问题：

- 您推荐做哪一种手术？
- 我需要住院多长时间？
- 预期的副作用会有哪些？
- 我会感到疼痛吗？如果会，怎样处理疼痛问题？
- 我什么时候才能进行正常活动？

非小细胞肺癌的手术治疗

手术治疗可能会对 I - III 期非小细胞肺癌有效。

什么时候采用手术来治疗肺癌？

如果非小细胞肺癌没有扩散到肺外的其他组织，肿瘤科医生可能会推荐肿瘤切除手术。手术有可能是您接受的第一种治疗，但您的肿瘤科医生也可能会建议您首先接受其他非手术治疗。有时，医生会先采用化疗或放疗，以便在手术前使肿瘤缩小。治疗的特定顺序取决于癌瘤的大小、以及癌细胞是否已扩散至肺外。

从肺部取出的组织（标本）被送往病理科，病理科医生会检查标本的边缘，以判断肿瘤是否被全部切除。如果边缘部位存在肿瘤细胞，这就可能意味着肿瘤没有被整个切除。这些结果将决定手术后的治疗。

让您的肿瘤科医生将您推荐给一位胸科医生，以便这位医生可以帮您做出与手术相关的决定，并对您的肺部进行大型手术。

我可以采用哪种类型的手术治疗？

这面是针对肺癌的手术类型：

切除一小块肺组织：

*楔形切除术：*在楔形切除术中，外科医生会切除含有肿瘤的一小块肺组织。对于 I 期和 II 期肿瘤，外科医生可能会选择采用电视胸腔镜术、开胸术或达芬奇® 外科手术系统。

*肺段切除术：*在肺段切除术中，外科医生切除的组织比楔形切除术稍大，但不会切除整个肺叶。

切除肺叶：

*袖状切除术：*在袖状切除术中，外科医生仅切除患有肺癌的肺叶（肺的一部分），并尽可能多地保留肺组织。在这个手术中，外科医生会切除带有癌瘤的肺叶以及部分支气管（气道）；并将保留的肺叶与残存的支气管相连接。

*肺叶切除术：*在肺叶切除术中，外科医生会切除整个肺叶。

切除整个肺：

肺切除术：在肺切除术中，外科医生会切除整个肺。

当肺癌瘤较大或靠近胸部中线时，适合进行袖状切除术或肺切除术。当肺癌位于外周（远离胸部中心线）时，适合采用肺叶切除术。

切除淋巴结：

淋巴结切除术：在淋巴结切除术中，外科医生会切除几个位于肿瘤周围的淋巴结，以便判断癌细胞有没有扩散到肺外。这将有助于肿瘤科医生确定肺癌的分期及最适宜的治疗方案。如果病理科医生在这些淋巴结中发现了癌细胞，您在手术后可能会接受化疗，以便杀死这些细胞。

气胸或复发性胸腔积液的治疗

气胸是指在肺和胸壁之间出现气体积聚。发生气胸时，您的一部分肺组织会塌陷，从而让您感到呼吸困难。胸腔积液是指肺周围的胸腔内出现液体积聚。这种情况也可能导致呼吸困难。胸膜固定术是一种可以防止这些情况复发（再次发生）的化学或手术操作。

肿瘤科医生可能会向肺周的胸膜腔内注射药物来实施胸膜固定术，药物可以通过置于胸腔的引流管或导管注射。这种药物具有刺激作用，可以关闭胸膜腔并防止液体进入胸膜腔。您会被施予局部麻醉，以便胸部的导管插入部位处于无痛感状态。在操作开始之前，您也可能会使用一种可以帮您放松的药物。

外科胸膜固定术是通过在胸部做切口，并用粗纱布摩擦胸膜，以引起胸膜刺激的手术。手术医生还可能会切除一些胸膜组织。两种手术操作都会在麻醉下进行。

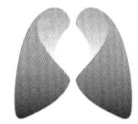

手术切除治疗肺癌的优点：

- 如果肿瘤边缘和肺外淋巴结中不含有癌细胞，手术可能会根治肺癌。
- 由于手术医生会切除全部或大部分肿瘤，获得的肿瘤组织将会足够大，以便做分子学检查和肿瘤分期。精确的肿瘤分期和分子学检测结合起来，会让您的肿瘤科医生能够针对您的肿瘤类型，制定出个人化的治疗方案。
- 手术医生可能做胸膜固定术，以便防止液体在肺和胸膜之间积聚。

手术切除治疗肺癌的缺点：

- 恢复时间长
- 并非所有的癌组织都能被切除
- 有创手术本身的风险

在手术过程中和手术后会发生的情况：

- 手术医生会在手术室内进行手术操作。
- 麻醉师会用全身麻醉法让您在手术中保持睡眠状态。
- 您将会花一周时间在医院内康复。
- 您的医生可能会开处硬膜外止痛剂或其他药物来控制疼痛。
- 您的外科医生可能会向胸腔内插入一根导管，以便对术后可能积聚的液体进行引流。
- 术后，呼吸治疗师会教您如何进行呼吸和强化练习，以便帮您尽快恢复。
- 在出现呼吸困难时，您的医生可能会让您使用装入了药物的吸入器，以减轻症状。

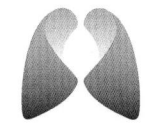

手术操作可能引起的副作用：

- 手术或胸导管插入可能会引起疼痛；请务必在疼痛变得严重<u>之前</u>，要求使用止痛剂。疼痛控制将是恢复过程的一个重要部分。
- 在手术侧胸壁上可能会出现神经痛（或麻木）。
- 如果肺的周围积聚了液体，可能会出现一种被称为胸腔积液的病症。这种病症可能会引起呼吸困难。如果在静息时出现持续的呼吸急促，要告知医生。
- 麻醉师会将一根导管插入到喉部，以帮您在手术中进行呼吸。这根导管可能会损伤一侧或双侧声带，导致声音沙哑或说话困难。
- 根据手术的大小，您可能在术后需要几周才能康复。
- 由于胸部疼痛不适，女士们可能要在术后一周内避免穿戴胸罩。
- 其他一些副作用也可能出现。您的手术医生和手术团队会在术前与您讨论手术和麻醉的益处和风险。务必做好提问的准备。

手术恢复小建议— 一位患者的观点

任何肺癌手术都可能会发生副作用。我之所以知道这个是因为我有过这样的经历。对于术后恢复，您的医疗团队能够向您指出很多您可以做的事情，但有些感受只有另一位患者才能与您分享。我从自己的经历中学到的经验也许对您的术后恢复有帮助，这些经验包括：

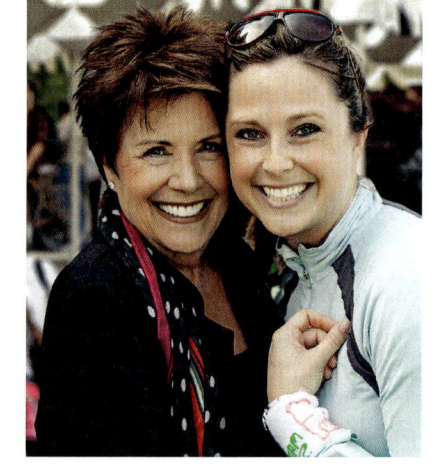

- 在做手术前，一定要与您的医疗团队交谈，要弄清楚术后将会出现什么事情。
- 肺部术后，伤口区可能会有肿痛。每次 20 分钟的冷敷可能减轻伤口区的肿胀。但请和医生确认您的做法是否可行。
- 睡觉时将头部和肩部垫高也许能舒服些。这样会有助于肺的充分扩张，让您的呼吸变得容易些。

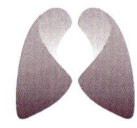

- 除非手术医生特别叮嘱您应该卧床，否则，一定要每天几次起身在椅子上坐一会儿，坚持每天走几步，行走的距离每天稍长一点。除非您的病情要求您卧床，如果您术后坚持起床并尽快活动起来，您会恢复得更快。

- 术后第一天或第二天，您应该定时吃止痛药，这样您活动起来才会更容易些；然而，停用止痛药越早，您的精力会越好。

- 要少食多餐。这些分量小的多次进餐可以让您整天都有精力，而且不会出现因胃部饱胀而影响呼吸的情况。在进行多次小分量进餐的同时，一定要饮用大量液体。

- 出席所有与您的医疗团队定好的预约，报告所有您觉得不正常的术后症状！

《360° 希望肺癌信息导航》中提供的信息不可替代医疗服务提供者给您的建议。我们建议您遵从您的医疗团队给出的说明和指导。如有任何问题或顾虑，请与您的医生联系。

非小细胞肺癌的化学治疗

化学疗法可以用于治疗局限性和广泛性 I-IV 期非小细胞肺癌和小细胞肺癌。

在什么情况下采用化疗来治疗肺癌？

肿瘤科医生可能用化疗来摧毁体内的癌细胞或控制癌细胞的生长。化疗是一种用口服或静脉药物（通过静脉输液或胸壁通路给药）来阻止癌细胞生长的癌症治疗方法，它可以通过杀死癌细胞或阻止癌细胞分裂来阻止癌细胞生长。由于药物会在体内循环，您的肿瘤科医生也可能会将化疗称为全身治疗。如果您需要接受化疗，医生可能会仅开处化疗药中的其中一种。但大多数时候，肿瘤科医生会开处几个化疗药作为联合治疗。如果您接受几种不同的化疗药治疗，这个药物组合就称为"化疗方案"。

肿瘤科医生会根据肿瘤的类型、分期和分子学特征，确定化疗方案的剂量和用药时间。通常，您会接受几个周期的化疗，一个周期结束之后会有一个恢复期。您接受的第一个化疗方案叫做一线治疗。如果一线治疗无效，您可能会接受另一组化疗药物治疗，即二线治疗。美国食品和药品监督局（FDA）将不同的化疗药物划分成一线或二线治疗药物。这也就是说，每一种化疗药作为一线或者二线治疗的有效性已经被确定了。

可以向医生询问的有关化疗的问题：

- 我需要接受单药治疗还是多药联合治疗？
- 化疗的好处是什么？
- 治疗什么时候开始，要持续多久？
- 多长时间接受一次化疗？
- 我该去哪里接受治疗？
- 化疗结束后，需要有人送我回家吗？
- 我们怎么才能知道化疗有效？
- 我应该向您汇报哪些副作用？
- 这些副作用可以预防或治疗吗？
- 治疗结束后，我还会有副作用吗？
- 在接受化疗时，我能服用维生素吗？
- 我需要吃某些食物或避免吃某些食物吗？

在非小细胞肺癌中，可以将化疗药作为*新辅助疗法*，用于手术<u>前</u>。肿瘤科医生可能会采用新辅助疗法来使肿瘤缩小，从而降低手术的难度，让手术更有效。新辅助疗法通常用于 IIIA 期肺癌。医生会在手术前用这些药物杀死淋巴结中的癌细胞。化疗结束后，接下来会进行手术，然后很可能会进行进一步的化疗。有时肿瘤科医生可能会在手术和化学治疗后选用放射治疗。

化疗药物可以被用作新辅助疗法用药。辅助治疗是手术<u>后</u>开始的治疗。肿瘤科医生可能会选用辅助治疗，以杀死手术中未被切除的癌细胞或可能从原发性肿瘤扩散的癌细胞。

> *"多项临床试验表明，作为 IB 期、II 期和 III 期肺癌的辅助治疗或 IV 期肺癌的一线治疗，两种（双药）或以上药物联合应用，在统计学上显示出能改善预后。"*
>
> — Shane Dormady 医学博士、博士

外科医生可能无法用手术切除晚期非小细胞肺癌。这时，肿瘤科医生可能会选用化疗，来试图消灭癌细胞或控制肿瘤的生长。有多种化疗方案可用于治疗非小细胞肺癌。这些方案通常用于非小细胞肺癌 III - IV 期的治疗。如需了解小细胞肺癌的治疗，请参阅标题为"小细胞肺癌的治疗"一章。

如果您对一线治疗的反应不错，肿瘤科医生可能会采用维持治疗。维持治疗可以分为两类：持续维持治疗和转换维持治疗。*持续维持治疗*是指肿瘤科医生会继续使用至少一种在一线治疗中用过的化疗药物。*转换维持治疗*是指肿瘤科医生会采用另一种不曾在一线治疗中用过的化疗药。

对我来说会采用哪种化疗？

肿瘤科医生会选用一种或一种以上经静脉或口服给药的化疗药物。如果您的治疗涉及静脉药物，您会在医院或癌症中心的输液中心接受这些药物。如果您的治疗涉及口服药物，您可以在家服用这些药物。

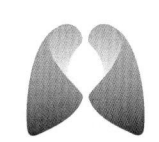

FDA 批准的特殊药物或化学疗法中，有哪些已批准用于非小细胞肺癌？

我们清楚下面的列表可能会让您感到摸不到头脑。需要重点理解的一点是，对于非小细胞肺癌，基于铂类的化疗药是"化疗配方"的主要成分，对于一线治疗，您的医生将在铂类药物（例如 Alimta®、Taxol® 或 Gemzar®）的基础上添加另一种药物。对于二、三、四线治疗，一次只使用一种化疗药物。

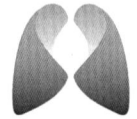

批准用于	通用名称	`
非小细胞肺癌（NSCLC）	阿雷替尼（Alectinib）	阿雷替尼®（已批准用于病情已进展或对克唑替尼（Xalkori®）治疗不耐受的 *ALK* 重排转移性 NSCLC 患者）
非小细胞肺癌（NSCLC）	依维莫司（Everolimus）	飞尼妥®（已批准用于治疗成人胃肠道或肺起源的进展性、分化良好的非功能性神经内分泌肿瘤，其伴不可切除性、局部晚期或转移性病灶）。
非小细胞肺癌（NSCLC）	贝伐单抗（Bevacizumb）	阿瓦斯丁（Avastin®）（与卡铂和紫杉醇联合使用的靶向治疗药）
非小细胞肺癌（NSCLC）和小细胞肺癌（SCLC）	卡铂（Carboplatin）	伯尔定（Paraplat，Paraplatin®）
非小细胞肺癌（NSCLC）	色瑞替尼（Certinib）	Zykadia®（用于 *EML4-ALK* 融合基因型患者的靶向治疗药）
非小细胞肺癌（NSCLC）	西妥昔单抗（Cetuximab）	爱必妥（Erbitux®）（靶向治疗药，已批准用于其他癌症类型的治疗，但目前用于 NSCLC 患者临床试验）
非小细胞肺癌（NSCLC）和小细胞肺癌（SCLC）	顺铂（Cisplatin）	氨氯铂（Platinol®，Platinol A-Q）
非小细胞肺癌（NSCLC）	克唑替尼（Crizotinib）	Xalkori®（用于那些 *EML4-ALK* 融合基因型患者及 *ROS1* 阳性患者的靶向治疗药）
非小细胞肺癌（NSCLC）和小细胞肺癌（SCLC）	多西他赛（Docetaxel）	泰索帝（Taxotere®）（已批准与顺铂或卡铂联合用于治疗 NSCLC）
非小细胞肺癌（NSCLC）	盐酸厄洛替尼（Erlotinib Hydrochloride）	特罗凯（Tarceva®）（用于表皮生长因子受体 *(EGFR)* 基因突变型患者的靶向治疗药）
非小细胞肺癌（NSCLC）和小细胞肺癌（SCLC）	依托泊甙（Etoposide）	拓扑杀（Toposar®），泛必治（VePesid®）
非小细胞肺癌（NSCLC）	吉非替尼（Gefitinib）	易瑞沙（Iressa™）（用于表皮生长因子受体 *(EGFR)* 基因突变型患者的靶向治疗药）
非小细胞肺癌（NSCLC）和小细胞肺癌（SCLC）	盐酸吉西他滨（Gemcitabine Hydrochloride）	健择（Gemzar®）（已批准与顺铂或卡铂联合用于治疗 NSCLC）

批准用于	通用名称	商品名称
非小细胞肺癌（NSCLC）	阿法替尼（Gilotrif）	阿法替尼（Afatinib®）（用于表皮生长因子受体 *(EGFR)* 基因突变型患者的靶向治疗药）
用于非小细胞肺癌（NSCLC）和小细胞肺癌（SCLC）	异环磷酰胺（Ifosfamide）	异环磷酰胺（Ifex®）
非小细胞肺癌（NSCLC）	伊立替康（Irinotecan）	开普拓（Camptosar®），CPT-11
非小细胞肺癌（NSCLC）	白蛋白结合型紫杉醇	紫杉醇（Abraxane®）（已批准与卡铂联合使用）
非小细胞肺癌（NSCLC）	甲氨蝶呤（Methotrexate）	氨甲喋呤（Abitrexate），重氮片（Folex®），Folex PFS，甲氨蝶呤LPF，氨甲喋呤钠（Mexate®），氨甲喋呤钠A-Q
非小细胞肺癌（NSCLC）	耐昔妥珠单抗（Necitumumab）	Portrazza™（已批准用于治疗之前从未进行过晚期肺癌治疗的晚期转移性鳞状 NSCLC 患者）
非小细胞肺癌（NSCLC）	纳武单抗（Nivolumab）	Opdivo®（首个针对肺癌的免疫治疗药）
非小细胞肺癌（NSCLC）	奥斯替尼（Osimertinib）	Tagrisso™（塔格瑞斯）（已批准用于接受多种 *EGFR* 靶向疗法后病情进展的患者）
非小细胞肺癌（NSCLC）	派姆单抗（Pembrolizumab）	齐求达（Keytruda®）（已批准用于接受其他疗法（化疗或靶向治疗）后病情进展且肿瘤表达蛋白PDL1的晚期转移性NSCLC患者
非小细胞肺癌（NSCLC）	培美曲塞二钠（Pemetrexed Disodium）	爱宁达（Alimta®）（已批准与顺铂或卡铂联合用于治疗NSCLC）
非小细胞肺癌（NSCLC）	雷莫芦单抗（Ramucirumab）	Cyramza®（已批准与多西他赛联合用于治疗NSCLC)
非小细胞肺癌（NSCLC）和小细胞肺癌（SCLC）	盐酸拓扑替康（Topotecan Hydrochloride）	和美新（Hycamtin®）
非小细胞肺癌（NSCLC）和小细胞肺癌（SCLC）	长春碱（Vinblastine）	Velban™
非小细胞肺癌（NSCLC）	长春瑞滨（Vinorelbine）	诺维本（Navelbine®）（已批准单独或与顺铂联合使用）

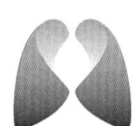

化疗治疗的优点：

- 可能会根治癌症
- 可以减慢癌的生长速度
- 可能会防止癌细胞扩散
- 可以杀死从原发性肿瘤扩散到身体其他部位的肿瘤细胞
- 手术前化疗可以使肿瘤缩小
- 可以消灭任何手术和/或放疗后仍残存的癌细胞
- 可以减轻由癌引起的症状

化疗治疗的缺点：

- 可能会无效
- 可能需要一种以上的化疗方案
- 化疗药可以引起副作用

对于您的化疗方案，您需要知道什么？

- 如果您的治疗计划包括许多静脉输注型化疗药物，肿瘤科医生可能会建议您在锁骨附近皮下保留一个固定的静脉输液部位，即静脉输液港装置。这样的输液港装置易于输液，并让您的手臂静脉免受损伤。
- 除非您得了需要住院的并发症，否则您的医疗团队很可能会在医院或癌症中心的门诊处为您施行输液治疗。
- 如果您的化疗药是口服片剂药，肿瘤科医生会告诉您如何服药及何时服药。您可以在家服药。

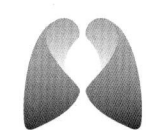

化疗可能引起的副作用：

化疗的副作用取决于治疗的类型和时间长短，以及您的身体本身对化疗药的反应性。这里所列出的副作用并不全面，但您可能会遇到如下一些不良反应：

- 乏力
- 感觉虚弱、乏力
- 恶心及呕吐
- 脱发
- 白细胞数目减少，发生感染的几率升高
- 红细胞数目减少，发生贫血的几率升高
- 皮肤和指（趾）甲改变
- 外周神经病变（手足麻刺感、灼炽感、无力或麻木感）

化疗引起的远期副作用：

- 绝经
- 不孕症
- 心或肺功能损害
- 骨骼疾病（脆化/坏死）

肺癌的放射治疗

在什么情况下采用放疗来治疗肺癌？

作为治疗计划的一部分，您的肿瘤科医生可能会选用传统的放射治疗。放射疗法通过采用高能量 X-射线束来消灭肿瘤，从而治疗肺癌。与进入到全身的被称为全身疗法的化疗不同，由于放疗的焦点直接在肿瘤上，您可能会听到有人把它称为局部疗法。癌症专家之所以将放疗归为局部疗法是因为它是直接针对肿瘤的。

有时，在化疗的同时也会进行放疗。这被称为联合或联合方式疗法。与单独的放疗或化疗相比，联合疗法的副作用可能会更多，但效果可能会更好。

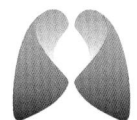

可以向医生询问的有关放疗的问题：

- 放疗对我有效的可能性有多大？如果放疗有效，癌症在同一部位或其他部位复发的可能性有多大？

- 如果不做放疗，癌细胞发生转移的可能性有多大？

- 放疗是怎么进行的？

- 我每周要做多少次治疗，要做多久？

- 对我来说，可能发生哪些副作用，怎样管理这些副作用？

- 我还需要其他治疗（如化疗、手术或激素治疗）吗？如果需要，我什么时候接受这些治疗，按照什么顺序？

- 在放疗中和放疗后，我需要采用特殊饮食吗？

- 我可以自己开车去治疗机构吗？您认为我需要让朋友或家人陪同吗？

- 在治疗期间，我能够继续进行正常活动吗？如果不能，治疗后多久我才能进行正常活动，比如工作、有氧锻炼和性生活？

- 在放疗治疗中和放疗后几周内，我会有什么样的感觉？

- 放疗后，对于哪些症状/问题，我应该向您汇报？

- 治疗结束后，我需要多久进行一次复查？

放射疗法有不同的种类吗？

外部射线束照射

最常见的一种治疗肺癌的放射疗法是"外部射线束照射"。这种治疗采用一种叫做直线加速器的仪器用高能量光子或 X-线，治疗肺癌。这种高能量 X-线直接照射在肿瘤上，进而破坏肿瘤细胞的 DNA。外部射线束照射可以用于所有分期的小细胞肺癌和非小细胞肺癌。

您的放射肿瘤科医生会就哪种疗法适合您的个人情况与您进行谈话。外部射线束照射治疗通常会持续 6 到 8 周。外部射线束照射的类型包括：

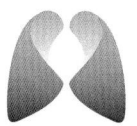

- **三维适形放射治疗**

  最常见的一种外部光速放射治疗是三维适形放射治疗（3DCRT）。这种放疗的治疗过程复杂，肿瘤科医生首先会利用 X-线作出肿瘤和周围正常组织的三维图像。您的医疗团队会根据这些三维图像为您做出个体化的治疗计划，以便将放射线直接照射在您的肿瘤和及其周围风险区域。通过采用三维适形放射治疗，放射肿瘤科医生就能够用多个光束将放射线照射到肿瘤上，同时能够将照在正常组织上的放射线减少到最低。

- **调强放射治疗（IMRT）**

  通常被称为 IMRT，是 3DCRT 的一种高级形式。放射肿瘤科医生会通过采用专业的软件和硬件将放射线小光束聚焦在一起，从而仅仅治疗肿瘤，而最大程度地降低对肿瘤周围组织的辐射量。过去，一些肿瘤可能因其与健康器官的距离太近，而无法治疗，现在，医生可以用这种放疗疗法治疗这种肿瘤。

- 在某些情况下，它的副作用比传统的放疗更少。由于对日常设置的要求很精确，而且需要做多项测量，每次 IMRT 治疗花费的时间要比其他治疗长一些。

- **影像引导放射治疗（IGRT）**

  用放疗来治疗肺癌时遇到的一个难题是肿瘤会随着您的呼吸而活动。采用影像引导放射治疗的跟踪技术后，<u>只有</u>当肿瘤位于放射光速的范围内时，放射光束才会打开。IGRT 也是一种只针对肿瘤的放疗方法，会最大程度地降低肿瘤周围组织的暴露。

- **容积弧形治疗（VMAT）**

  容积弧形治疗（VMAT）是 IGRT 的最高级形式。它可以在放射仪处于动态时进行癌症治疗。这就意味着治疗速度可能会更快。

放射手术

另一种治疗肺癌的方式是放射手术，也称为"立体定向放射手术。"放射手术并非使用手术刀的外科手术，取而代之的是使用许多精确定位放射束，它们可以聚焦在小片范围内，并在该范围内释放高剂量放射线。

当放射手术被用于治疗肺内或身体其他部位（头部以外）的癌症时，它就被称为"身体立体定向放射手术"或 SBRT。SBRT 可以通过使用传统的放疗设备或专门为放射手术设计的设备进行。在一些患有早期疾病且无法或选择不采用传统手术治疗的患者，可以用 SBRT 取代传统的手术治疗。2011 年发布的研究表明，对于 I 期患者，放射治疗在效果上与传统的手术治疗不相上下，甚至会好于传统手术治疗。[12,13]

一个放射手术疗程通常包括 1 到 5 次治疗，与此相对照，其他类型的外部射线束照射通常需要 6 到 7 周治疗。每次 SBRT 治疗可能会持续几个小时。

对于放疗，需要知道些什么？

外部射线束照射通常每天进行一次，从周一至周五，持续 6 到 8 周。在治疗中，您会躺在治疗台上，治疗设备会在您的周围移动。您会听到设备发出的噪音，但治疗本身是无痛的，就像拍胸部 X-线片或牙科 X-线片一样。为了确保您的位置正确，放射科技术员会以纹身的形式做一个点状标记，以作为放射束瞄准的目标，这样放射束就可以在您的每次治疗中对准同一个部位。根据治疗时间的不同，您会被要求安静地躺 15 至 30 分钟。虽说单次的治疗是无痛的，但由于每天都接受小量照射，您需要知道在治疗过程中可能会出现的副作用：

- 您的皮肤会在外观和感觉上像受到了晒伤一样。医生会给您开具护肤霜，并说明如何使用护肤霜治疗，这种皮肤情况会在治疗结束后几周内消失。
- 治疗开始数周后，可能会出现轻度或中度疲乏。在治疗结束时，疲乏感会达到顶点。在治疗结束后 4 到 8 周，您的疲乏感会大有好转。在接受化疗和放疗的联合疗法时，疲乏症状会更严重。

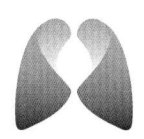

- 在接受肺癌治疗时，您的食道常常会暴露于辐射中。

- 暴露于放射线可能在会引起暂时性喉咙疼痛和吞咽痛，您会在治疗 3 到 4 周时首次注意到这些症状。在这段时间，您可能需要进食易于吞咽的软食或流食，您的医生也可能会开些药物以减轻不适。在治疗结束后 2 到 3 周内，您的咽喉疼痛和吞咽困难会好转。

- 在放疗期间，您可能会出现短暂性咳嗽或呼吸改变。这通常可以用止咳药进行治疗，有时候也会用短程的类固醇治疗。

- 放射性肺炎是由放射治疗引起的肺炎。这个并发症发生于 5% 到 15% 的患者中，通常发生在治疗结束后 2 至 6 个月。[14]这是个尤其重要的副作用，因为如果未得到治疗，肺炎会变得很严重。如果在放疗结束后您出现了呼吸急促、呼吸时胸痛、咳嗽或低热，一定要将这些症状向您的肿瘤科医生汇报。肺炎通常通过胸部 X-线片诊断，用类固醇类药物治疗。如能接受合适的治疗，您很可能不会有任何持久的问题。

> 在您接受放射治疗后的第 6 个月的预约就诊中，请您的肿瘤科医生检查您是否有放射性肺炎。

- 肺放射性纤维化是指放疗后出现的肺部疤痕形成。疤痕的程度取决于您的正常肺部在多大范围内接受了治疗，以及作用于肺部的放射线剂量。根据纤维化的程度不同，纤维化可以引起呼吸急促和咳嗽。如果疤痕形成，肿瘤科医生可能会让您吸氧。

放射治疗的优点：

- 可能会根治癌症
- 可以用来缩小肿瘤体积，以便减轻疼痛或使手术能够进行
- 可以作为靶向治疗，以减少实施放射线照射的时间，并使正常组织免受伤害。

放射治疗的缺点：

- 可能出现以上列出的副作用
- 除非接受放射性手术治疗，否则，您需要在数周的时间内，每天都要赴约就诊。

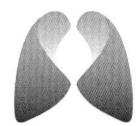

脑转移

医生经常采用放疗来治疗肺癌的脑转移。在某些情况下，对于脑转移风险高的人，医生也采用放疗来预防脑转移。

外部放射束照射可以用于对整个脑部进行治疗。标准全脑放疗可以用于治疗肉眼可见的肿瘤，也可以用于治疗只有在显微镜下才能看到的异常细胞。放射肿瘤科医生会开处为期 2 到 4 周的治疗方案。除非使用海马回保护性全脑放疗来替代标准全脑放疗，否则全脑放疗可能会引起记忆和认知障碍。让海马回免受放射线照射可以最大程度地减少记忆和认知障碍的发生。

放射性手术是一种只聚焦于可见肿瘤的靶向治疗。一般而言，可以治疗 3 到 4 cm 或更小的肿瘤。采用市售放射性手术设备治疗脑部转移癌的方式很多，其中包括基于直线加速器的治疗、伽马刀（Gamma Knife®）、射波刀（Cyberknife®）、诺力刀（Novalis）和 TrueBeam™ 放疗系统。所有这些治疗方法都采用精确定位 X-射线束，以高剂量辐射照射肿瘤，在临床结果方面，没有数据表明哪一种方法疗效更好。

有时，为了治疗脑转移癌，可以联合应用放射手术与全脑放射治疗。这一联合疗法的效果可能不错，因为全脑放疗可以通过小剂量辐射治疗微小病灶，而放射手术可以将大剂量辐射照射到可见的肿瘤上。

根据治疗的类型，脑部辐射的副作用各有不同，但可能包括疲乏、虚弱、脱发，还可能包括记忆丧失及言语问题等神经性副作用。

> 了解脑转移的可选治疗方案很重要。向医生询问哪种治疗方案对您来说是可以获得且最适合您的情况。

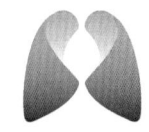

用于治疗肺癌的新型和试验性放射治疗

近距离放射治疗

近距离放射治疗是采用放射性颗粒来实施放射治疗。这些颗粒可以被埋置在目标区域并保留特定的一段时间，或者永久地留在埋置区域。与外部射线束放疗不同，近距离放疗在体内释放放射线。

腔内高剂量率（HDR）近距离放射治疗

在腔内高剂量率（HDR）近距离放疗中，呼吸科医生会用一根穿过支气管镜的小导管将一枚高剂量放射性颗粒植入到肿瘤中。这枚颗粒暂时保留一段时间，然后被取出。

网格近距离放射治疗

在这种近距离放疗中，在手术切除肺癌后，永久性放射性颗粒（称为网格）被植入到肿瘤原先所在的部位。网格近距离放疗可以精确的释放一定剂量的放射性，从而降低复发风险。

纳米刀（NanoKnife）电穿孔

纳米刀（NanoKnife®）不可逆性电穿孔系统是采用电能破化软组织肿瘤的一种治疗方法。先在肿瘤内放置探针，然后通过这些探针释放短暂的电脉冲。

肺部治疗

介入性肺病学是呼吸科医学里的一个专门学科。这门学科主要通过微创技术治疗肺癌和其他气道疾病，由在微创技术方面受过高级培训的呼吸科医生执行治疗，这些医生会与您的医疗团队一起参与肺癌的诊断、分期和治疗。呼吸科医生通常会负责实施从活检到治疗或症状管理方面的工作，以协助肿瘤科医生、胸外科医生或放射肿瘤科医生。

介入性肺病学治疗的优点是 (1) 创伤小、(2) 活检和治疗更精确、及 (3) 恢复时间短。您的呼吸科医生会与您讨论每项操作的获益和风险。

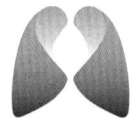

活检术

电磁导航支气管镜检查™ 术：也称为 ENB™ 术，电磁导航支气管镜检查™ 术由呼吸科或胸外科医生进行操作。电磁导航支气管镜检查™ 术是一种以微创的方式进入到难以触及的肺部区域，从而协助诊断肺部疾病的方法。

> superDimension™ 定位系统中采用的 Covidien's LungGPS™ 技术是经过证实的前沿技术。向您的医生询问您是否适合接受 ENB™ 操作。有关 Covidien 技术的更多信息，请参阅"我们的慷慨支持者"一章

正如汽车里的全球定位系统的原理一样，带有 LungGPS™（肺部定位系统）技术的 Covidien superDimension™ 导航系统通过使用计算机断层扫描，绘制出您的肺部路径图。医师按照这个路径图在肺内沿着气道找到结节。医师通过口腔或鼻腔将支气管镜插入到肺部。支气管镜到位之后，医师可以沿着肺部的自然气道找到肺部结节。医师用一个极微小的器械从结节上取下样本。有时，医师还会在肺结节的附近加一个标记，以便协助实施后续的治疗。

与传统的支气管镜检查术不同，ENB 术可以产生实时的图像引导的路径图，从而使医生可以触及肺的深部区域。它可以让医生看到通过传统的支气管镜所不能看到的肿瘤和结节；从而不再需要采用创伤更大的技术和探查术。这项技术对您来说适用的情况有：

- 您不能接受更激进的手术
- 您有多个肿瘤
- 在做手术前，您希望获得诊断和/或分期
- 您需要在做活检时，接受立体定向放射手术追踪标记物植入
- 您希望获得额外的肺组织，以便做基因学检测

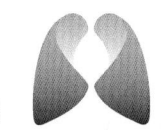

71

支气管超声 (EBUS) 和径向探头超声 (REBUS)

在支气管超声和径向探头超声检查中，呼吸科医生会使用装有超声的支气管镜。医生可能会利用这个技术对多个病灶取活检。这个操作更精密，由于呼吸科医生可以看到穿刺针插入到肿瘤的过程，因此，刺破血管的风险非常小。医生可以采用这项技术对位于胸部中心部位的淋巴结取活检（用支气管超声），或对肺外周区域的淋巴结取活检（用径向探头超声）。

窄带成像术

窄带成像术是一种利用特定波长光波，检查气道内异常血管的技术。这些异常血管可以提示肿瘤生长。这些异常血管可能能够指导呼吸科医生在支气管镜检查术中取活检。虽然尚未被科学数据完全证实，在某些项目中，这项技术也许可以作为辅助工具。

治疗和症状管理操作

氩离子凝固术（APC）

呼吸科医生会利用氩离子凝固术，来消灭肿瘤细胞或止血。在使用氩离子凝固术时，呼吸科医生会用氩气射流加热特定区域，但无需直接接触这些部位。因此，呼吸科医生就可以治疗较大的区域，从而缩短治疗时间。

冷冻术，激光术

通过使用支气管镜，呼吸科医生可以采用冷冻术将组织冷冻，来消灭气道中的肿瘤。呼吸科医生会在肿瘤的整个表面放置一个超冷探针。这项技术常常与氩离子凝固术一起使用，以便疏通任何被肿瘤或愈合过程中产生的疤痕组织阻塞的气道。

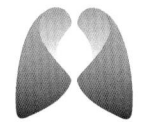

全身立体定向放射治疗追踪标记物植入

有些肿瘤无法通过传统的手术治疗，但有可能对立体放射手术反应甚佳。为了确保全身立体定向放射治疗的射线束精确无误地到达肿瘤所在部位，医生会将 Covidien's SuperLock™ 追踪标记物植入到肿瘤内或肿瘤附近，可在使用 Covidien's superDimension™ 系统施行电磁导航支气管镜取活检的同时进行标记物植入。追踪标记物其实就是一枚放置在肿瘤周围的金粒或铂线圈，可作为放射学标记。

> Covidien superDimension™ 定位系统中采用的 LungGPS™ 技术是经过证实的最先进的技术。向您的医生询问您是否适合接受 ENB™ 操作来放置标记物。有关 Covidien 技术的更多信息，请参阅"我们的慷慨支持者"一章。

高剂量率（HDR）近距离放射治疗，也称为图像引导近距离放射治疗（IGBT）

在某种放射学工具或 X-线的辅助下，呼吸科医生将导管插入到肿瘤中，并通过导管将放射性颗粒输送入肿瘤中，从而在肿瘤中释放高剂量放射线。这项技术对肺组织损伤小，并且可以释放高剂量放射线，因此，可以破坏更多癌细胞。

气道支架植入术

气道支架是一个可扩展的小管，呼吸科医生用来撑开因肺肿瘤或疤痕组织而闭塞或变窄的支气管管腔（气道）。有些覆膜支架还可以用来防止癌症再度侵犯呼吸道并影响肺功能。

胸膜镜

当在胸部进行腹腔镜检查时，就称为胸膜镜或内科胸腔镜检查。呼吸科医生会通过一个非常小的切口将一个带有摄像头的器械插入到胸腔中，这样呼吸科医生就可以在胸腔内进行诊断和治疗操作了。

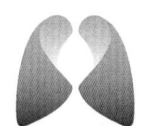

支气管球囊扩张术

支气管球囊扩张术是指呼吸科医生可以采用气囊使狭窄的气道扩张。这与心脏血管成形术中将冠状血管撑开的步骤非常相似。比如，对因气管切开术后疤痕导致的气道狭窄来说，支气管扩张术尤其有用。根据狭窄的部位，气道扩张（撑开）可以采用柔性或刚性支气管镜。也可以在支架植入之前采用这些操作。

其他治疗方案

光动力治疗(PDT)

光动力治疗是使用一种被称为光敏剂或卟吩姆钠（商品名Photofrin®）的药物和某种类型的光波来杀死癌细胞。经静脉注射后，光敏剂被暴露于一定波长的光波并发生活化。活化的光敏剂可以产生某种类型的氧分子，从而杀死肿瘤及其附近的细胞，或破坏为肿瘤供应血液的血管。光敏剂也可能会通过激活您的免疫系统来破坏肿瘤细胞。

光动力疗法通常只能作用于小肿瘤，因为所用的光不能够穿透大肿瘤。医生可能会利用光动力疗法来减轻阻塞气道的非小细胞肺癌的症状。为了减轻症状，医生会用支气管镜将光线照射在肿瘤上。医生可能会将光动力治疗与其他诸如化疗和/或放疗的疗法联合应用。在美国，只有部分学术中心可以实施光动力治疗。一般来说，这个操作由呼吸科和介入放射科医生来做，偶尔由持证的外科医生来做。

美国食品和药品监督局（FDA）已批准将光动力疗法用于治疗无法采用其他治疗方案治疗的非小细胞肺癌。美国食品和药品监督局也批准将光动力疗法用于减轻因肿瘤阻塞气道而引起的症状。

光动力治疗的优点：

- 对正常组织损害小
- 与手术切除肿瘤相比，创伤较小
- 可以在门诊进行
- 是直接针对肿瘤的靶向治疗

光动力治疗的缺点：

- 由于所用的光线仅能穿透少量组织，不能用于治疗体积大的肿瘤或体腔内的肿瘤
- 一般而言，光动力疗法不能用于已转移或扩散到其他部位的肿瘤。

对于光动力治疗，您需要知道什么？

- 光动力治疗通常在门诊进行或短期住院进行
- 在实施这项操作前 24 到 72 小时，您的医疗团队成员会为您注射光敏剂
- 这种药物会被所有的细胞吸收，但在癌症细胞中停留的时间比在正常细胞中长。
- 等到光敏剂从大部分正常细胞中排出后，会将特殊的光线照射到肿瘤上，以激活药物并杀死肿瘤细胞。

光动力治疗的副作用：

- 在注射后大约 6 周内，卟吩姆钠可能会使您的皮肤和眼睛对光敏感。在治疗期间，您应该避免直接接触阳光。
- 治疗可能会引起其他健康组织烧伤、肿胀、疼痛或疤痕形成。
- 光动力治疗可能会引起暂时的副作用，包括咳嗽、吞咽困难、胃痛、呼吸痛或呼吸急促。

如需进一步了解癌症的光动力治疗，请访问国家癌症研究所的网站：

http://www.cancer.gov/cancertopics/factsheet/Therapy/photodynamic.

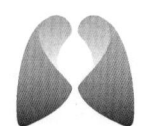

疫苗疗法

在美国，有关使用"肺癌疫苗"的研究和临床试验正在进行中。这种疗法采用疫苗来刺激抗体的生成。您的免疫系统产生的抗体可以识别出癌细胞并将癌细胞杀死。如需了解如何找到您所在地区的临床试验，请参阅"临床试验"一章。

I、II、III、和 IV 期非小细胞肺癌治疗方案总结

以下内容是针对确诊非小细胞肺癌的患者的治疗方案总结。

0 期：0 期肺癌是仅在气道内膜中发现的肺癌。大多数肺癌都是在较晚期发现的；0 期肺癌患者的病情通常是通过痰液细胞学检查发现的。如果您被诊断为 0 期肺癌，这很可能是因为您参加了肺筛查试验或因为您被认为处于高风险。0 期肺癌也被称为原位癌。

原位癌是仅侵犯了少数细胞层的肿瘤。这些细胞还没有生长出（或转移到）气道内膜之外，但是它们有可能会进展为侵袭性癌。标准治疗可能会包括手术切除，通常为肺段切除术或楔形切除术。治疗的目标是尽可能少的切除正常组织。偶尔，如果肿瘤的位置较接近中心线，外科医生可能不得不做肺叶切除术。

I 期：如果您被诊断为 I 期肺癌，这就意味着癌灶位于一侧肺内，尚未扩散到淋巴结或胸腔以外。对于这一早期肺癌，手术通常是首选治疗方案。您的肿瘤科医生可能会推荐由两种或更多种治疗组合而成的多疗法方案。您的医疗团队会与您讨论他们推荐的手术类型，以及是否适合添加化疗或放疗。与您的肿瘤科医生就每种治疗方案的潜在风险和获益进行讨论。

手术切除癌瘤可以通过几种不同的技术实现，包括肺段切除术（切除一小段肺）、肺叶切除术（切除肺的一叶）或全肺切除术（切除整个肺）。在确定治疗时，您的肿瘤科医生会考虑到您的年龄和总体健康状况以及癌瘤的位置。您的肿瘤科医生和外科医生会尽可能少地切除肺组织，以便尽可能多的保留肺功能。如果由于您的年龄或存在可能使手术风险过高的当前健康状况，您不适合手术，您的肿瘤科医生会告诉您。如果您不是很适合做手

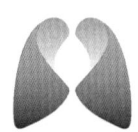

术，您的肿瘤科医生会与您讨论较新的成像技术，如可以更精确地判断癌症分期的正电子断层扫描（PET)，以便可以采用放射治疗。

采用手术治疗时，I 期非小细胞肺癌的五年存活率大约为 60% 到 80%。[15]然而，即便是早期肺癌，虽然没有发现，但癌细胞也可能已经有了肺外扩散。因此，您的肿瘤科医生可能会推荐在手术前或手术后进行化疗。

II 期：大约 30% 的肺癌在这一期得到诊断。[16]

II 期肿瘤是指在一侧肺内发现了肿瘤，肿瘤可能存在于同侧胸部淋巴结中，但在纵隔淋巴结中未发现肿瘤。如果您的年龄和健康状况允许，您的肿瘤科医生很可能会认为手术是最好的一线治疗。然而，如果您被诊断为 II 期非小细胞肺癌，您可能需要接受一种以上的治疗，以增强治疗效果、防止复发。

对于 I 期和 II 期肿瘤的手术方案通常是一样的。手术是 II 期非小细胞肺癌患者的首选治疗方案。根据情况，可以进行肺叶切除术、全肺切除术或肺段切除术、楔形切除术或袖状切除术。您的肿瘤科医生会对您的总体健康状况做详细评估，以便确定手术的风险和获益。对于 II 期非小细胞肺癌，手术切除可以使 20% 到 30% 的患者在术后五年仍存活且无癌症复发。[16]

如果您的外科医生判断手术可能未切除所有癌细胞，您的肿瘤科医生可能会推荐化疗和/或放疗作为进一步的治疗。如果您的肿瘤科医生判断您不适合做手术，他可能会推荐全身立体定向放射治疗（SBRT），以便杀死任何残存的癌细胞。

III 期：大约 30% 的肺癌在 IIIA 或 IIIB 期得到诊断。[17]

IIIA 期：IIIA 期肿瘤已经扩散到了肺外的气管周围淋巴结。这些淋巴结可以在横膈膜或胸壁周围，并且位于原发癌所在的身体一侧。有一些 IIIA 期非小细胞肺癌可以用手术治疗，另一些则不能。

如果 IIIA 期肿瘤可以用手术治疗，您的肿瘤科医生可能会推荐由手术、化疗、放疗或新型临床试验疗法组成的某种联合治疗。由于肿瘤各有不同，您的肿瘤科医生和治疗团队会决定应该进行哪种治疗、以及效果最好的治疗顺序是什么。

如果 IIIA 期肿瘤不能用手术治疗，您的肿瘤科医生可能会推荐由化疗、外部放疗、内部放疗或新型临床试验疗法组成的某种联合治疗。由于肿瘤各有不同，您的肿瘤科医生和治疗团队会决定应该进行哪种治疗、以及效果最好的治疗顺序是什么。

IIIB 期：IIIB 期肿瘤已经扩散到颈部淋巴结或对侧肺部。如果您的肿瘤是 IIIB 期非小细胞肺癌，您的肿瘤科医生通常会推荐一种以上的治疗。医生可能会将由化疗、内部或外部放疗、手术或新型临床试验疗法组成的某种联合治疗，作为您的治疗计划的一部分。对每种治疗的时间安排会根据您的年龄和总体健康状况制定。

IV期：大约 40% 的非小细胞肺癌在 IV 期得到诊断。[18]

如果您被诊断为 IV 期非小细胞肺癌，就意味着癌细胞已经扩散到了双肺或身体的更远端部位。IV 期肿瘤的诊断必须符合下列一项或一项以上：

• 在每侧肺中至少有一个肿瘤
• 在肺或心脏周围的体液中发现癌细胞
• 癌细胞播散到身体的其他部位

您的个体化治疗计划将会根据您的年龄和总体健康状况确定。针对 IV 期非小细胞肺癌的治疗方案可能会包括放疗、化疗和靶向治疗。放疗的目的主要是控制疼痛，而不是根治肿瘤。治疗选择可能会包括由化疗、EGFR 抑制剂（如果您有 EGFR 突变，见"分子学检测"一节）、外部放射束照射治疗（以控制局部肿瘤的生长）或近距离放疗（如果患有阻塞气道的肿瘤，见"放射治疗"一节）组成的联合治疗。新型药物和联合治疗正处在研究中，也许您可以参加一项临床试验。

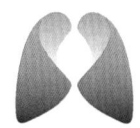

IV 期并发疾病

骨转移

姑息性放疗

IV 期患者经常会伴有骨肿瘤，或骨转移。很多时候，这些骨转移会导致疼痛、运动能力下降、贫血、骨折以及有时会发生的瘫痪（如果肿瘤接近脊柱）。对这些肿瘤，通常会采用数天的放射治疗，以便减轻疼痛并使肿瘤缩小。化疗也可以使骨转移瘤缩小。

脆骨（成骨不全）

化疗和由肺癌引起的并发症可以导致脆骨，或骨质疏松。您的肿瘤科医生可能会开处一种药物，以降低您患脆骨的风险。向您的肿瘤科医生询问这些药是否适合您。

> 患有骨转移的患者每月输注唑来膦酸（Zometa®）或皮下注射 denosumab（Xgeva®），以防止形成新的骨损伤并帮助愈合已存在的骨损伤。

注意：在服用这些药物之前，您肿瘤科医师可能会推荐营养补充剂，以提高钙和维生素D的水平。在开始使用任何治疗脆骨的药物之前，请就是否需要进行牙科治疗与您的肿瘤科医生交谈，因为通常给予的药物可能会导致颌骨破坏，从而引起牙齿松动、颌骨和牙龈肿胀和感染、以及牙龈组织萎缩。确保让您的牙科医生知道您在服用（或将要服用）一种治疗脆骨的药物。

消耗综合征，或恶病质

消耗综合征是指无法用适当的进食逆转的体重减轻。这一综合征可能会导致体重减轻、肌肉消瘦（也称为萎缩）、极端疲乏和虚弱，以及食欲丧失。如果您发生了消耗综合征，您可能无法耐受治疗，因此，您的医疗团队要积极治疗这个综合征，这一点很重要。如果您发生了消耗综合征，您的肿瘤科医生可能会开处类固醇。尚在临床开发中并可以通过临床试验获得的数个药物与一线化疗一起使用，也许能够预防消耗综合征。向您的医生询问参加消耗综合征的临床试验是否适合您。

需要吸氧

肺癌患者可能会因为不同的原因而感觉需要吸氧：乘飞机、去高原地带、由液体在肺内积聚引起的症状、肺叶或整个肺切除术后，或其他并发症。您可以让您的医生订购氧气罐，以供您在家和旅行时使用。

肺炎

出于各种原因，肺癌可以削弱您的免疫系统，让您易患肺炎。肺炎是一种肺部感染。如果您出现持久性或恶化性咳嗽、胸痛、呼吸困难或发热，一定要去看医生，并检查是否有肺炎。您可能需要住院接受静脉抗生素治疗，或采用在家服用口服抗生素治疗。为了避免发生严重的呼吸和循环问题，肺炎必须得到治疗。

肺周积液，或胸腔积液

这种积液通常会含有癌细胞。它可以引起咳嗽并可以导致严重呼吸急促。可能需要采用一种被称为胸膜固定术的手术操作进行治疗，以便从本质上将肺与其包膜"粘合"在一起，从而防止液体积聚的发生。这种操作通过插入胸部导管，将化学物质注入到胸腔诱导疤痕形成，从而将肺与其包膜"粘合"在一起。胸部的导管必须留置几天，至少要等到所有的液体都从肺部流出。另一种方法是将一根引流管插入到肺部，留置大约 30 天。每天患者或护理人都要将引流管与简易的真空管连接一会儿，以便使积液排出。在不使用时，可以在管端盖上管帽。这个方法可以让胸腔积液的患者能够在家居住，以及能够在需要时继续接受化疗，是个好方法。

栓塞

癌症会让您的血液比平时更浓稠，这样就会产生血凝块。当血凝块随着血流进入肺部时，就会发生所谓的肺栓塞。这与血凝块停滞在腿部引起深静脉血栓症相似。

肺栓塞的症状包括突然气短、胸痛以及咯血。深静脉血栓症的症状包括腿部肿胀或剧痛。一旦诊断，这两种病症都可以治疗，因此，如果您发生了这些症状中的任何症状，应该立即与您的肿瘤科医生联系，以接受检查并开始治疗。

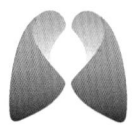

质子治疗

质子治疗（也称为质子束治疗）是一种采用质子而不是 X-线来治疗癌症的放射治疗。质子是构成原子的带正电的颗粒，是所有化学元素（如氢和氧）的基本组成部分。在高能量状态下，质子可以破坏癌细胞。

与普通的 X-线放射治疗一样，质子治疗也是一种外部放射束照射治疗。它可以以无痛的形式，用体外设备透过皮肤发送放射线。然而，质子可以在照射肿瘤的同时，以较低剂量放射线照射周围正常组织（根据肿瘤部位不同，约低 60%）。

传统的放射治疗会对肿瘤周围组织造成损害。但对质子治疗而言，质子的能量可以照射肿瘤部位，同时以小剂量照射到周围正常组织。在标准治疗中，医生可能需要降低放射剂量，以减少因损害正常组织而引起的副作用。然而，使用质子治疗时，医生会选择一个合适的剂量，以尽量减少放射治疗导致的健康组织的早期和晚期不良反应。

与标准放射治疗相比，质子治疗有几项益处。它会降低对正常组织的放射损伤；可以允许对某些类型的肿瘤采用较高的放射剂量，这样就可以阻止肿瘤的生长或扩散；在治疗期间和治疗后产生的严重副作用（如血细胞计数降低、疲乏和恶心）会较少。

（来源：Cancer.net）

当您确诊癌症后，最重要的事情是您要用知识和教育来武装自己。Bonnie J Addario 肺癌基金会通过患者教育助手、网站以及工作人员的个人支持为您提供武装自己的工具。对我来说，基金会就是个游戏规则颠覆者。

—Jim Brown，幸存者

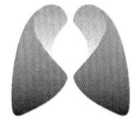

靶向治疗

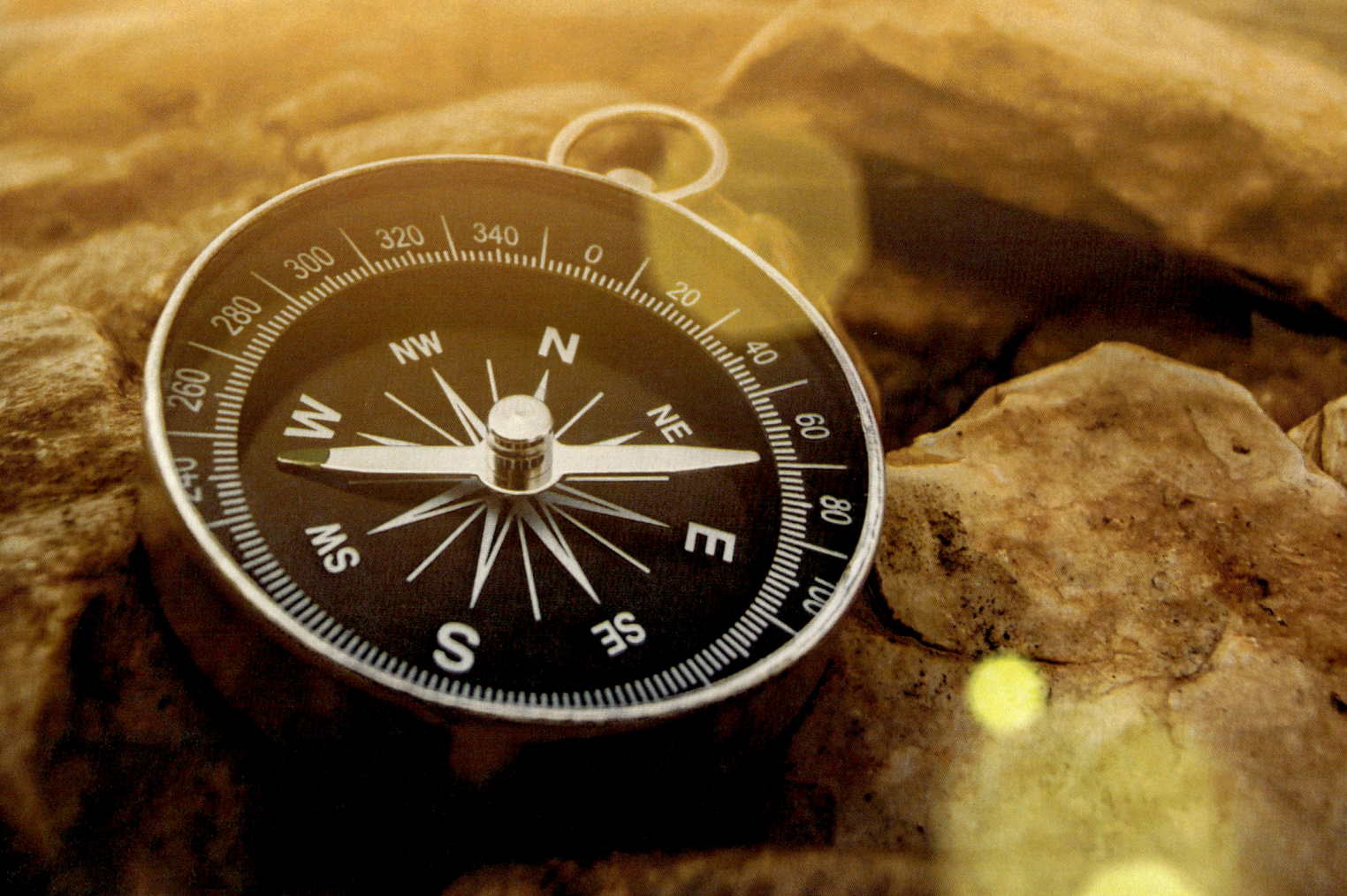

在 2012 年，我 28 岁，我被诊断为 IV 期肺癌。我现在是 NED（无疾病证据）。在我的癌症成功之路上，基金会是不可或缺的，我对他们非常感激。在治疗期间，我对自己承诺说，我一定能够战胜肺癌，然后以基金会曾经帮助我的方式，致力于帮助其他患者。我那时仍然能够忘掉疾病，幻想着建立自己的小家庭。我现在已经是两个宝贝女孩的母亲。

—Emily Bennett Taylor，幸存者

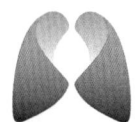

靶 向 治 疗

靶向化疗和个体化用药

如果您的肺癌被诊断为 III 期或 IV 期非小细胞肺癌，您的肿瘤科医生可能会选用"靶向化疗"。您也可能会在手术后接受这些治疗，以作为维持治疗。

什么是靶向治疗？

您可能会听说过，靶向治疗是一种肺癌疗法，这种疗法所用的药物可以专门识别和攻击癌细胞，而不会攻击正常细胞。癌细胞可以产生出"突变蛋白"和其他基因异常，如基因融合可以引起两个不相关的基因"融合"在一起。这些突变蛋白和融合基因会引起癌细胞生长、分裂和扩散，也是供"导弹"样药物攻击的良好靶位，这些药物只会攻击这些"突变"或异常蛋白和基因。尽管靶向治疗也有副作用，但患者对靶向治疗的耐受性通常好于化疗。

> 让您的肿瘤科医生进行分子学检测，以便判断您是否适合接受一种靶向治疗。

靶向治疗为什么是一项重要的治疗？

由于在每个肿瘤中，驱动癌症的基因变异（如蛋白突变或基因融合）是不同的，因而针对每个肿瘤的治疗也应该不同。这些个性化的治疗可能对一种类型的肺癌有效，但对另一种类型的肺癌无效。靶向治疗是一种相对较新的肺癌研究和治疗方法。如果您的肿瘤科医生对分子学检测和靶向治疗不熟悉，那么您应该寻求第二种治疗建议。

可以采用的靶向治疗有哪些？

尽管在肺癌肿瘤中已经发现了很多基因突变，在这些基因突变中，很多尚未发现有效的靶向治疗（寻找针对所有这些基因组变异的治疗的研究正在进行中，在临床试验中有很多前景看好的新型实验药物）。目前，有四种突变有有效且经美国食品和药品监督局（FDA）批准的靶向治疗。这些变异是 *EGFR* 突变、*EGFR* T790M、*ALK* 融合和 *ROS1* 融合。如果对您的肿瘤检查后发现有这四种之外的变异，请让医生考虑将参加临床试验作为一种治疗选择。

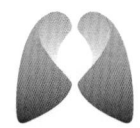

- **表皮生长因子受体 (*EGFR*)**：约 15％的诊断为非小细胞肺癌的患者有 *EGFR* 基因突变。针对 *EGFR* 变异的分子学检测可以显示出，被称为酪氨酸激酶抑制剂 (TKIs) 的某种类型的靶向药物对您的肺癌治疗是否有用。

如果您的肿瘤为 *EGFR* 突变阴性或"野生型"（即在肿瘤中没有发现 *EGFR* 突变），您的肿瘤医生可能仍然会开处方为您施用 TKI，这是因为该药物可能会延缓癌症的生长。一般而言，在*EGFR*突变为阴性的肿瘤病例中，TKI 将用作化疗后的二线治疗。

晚期非小细胞肺癌患者可以采用一种被称为 VeriStrat® 的血液检测，也称为体液活检。这项检查可以确定血液中的蛋白质组成情况，并预测患者对于 Tarceva® 治疗的反应性如何。

这项检查对以下患者有用：*EGFR* 野生型或 *EGFR* 状态未知、不适合做化疗、没有可用的肿瘤组织以及有鳞状细胞者。

由于这是一项血液检测，VeriStrat 不需要活检组织，而且可以在 72 小时内获得检查结果。

如需了解更多信息，请参阅"我们的慷慨支持者"一章。
www.veristratsupport.com

2016 年 6 月，美国食品和药品监督局批准了一项被称为 Cobas *EGFR* 突变检测 v2 的血液/血浆检查，这项检查可以用于检测特殊的 *EGFR* 基因变异（如 19 外显子缺失或 21 外显子（L858R）置换突变），也可以用来识别能够用厄洛替尼（Tarceva）治疗的非小细胞肺癌（NSCLC）患者。这项血液检查或"体液活检"最初用于对转移性非小细胞肺癌患者进行筛查，患者无需接受有创性活检，即可检测 *EGFR* 突变，这项检查是经美国食品和药品监督局批准使用的首项"体液活检"。对于病情太严重或因其他原因无法提供肿瘤活检标本以做 *EGFR* 检测的患者来说，这项新检查可能有用。如果您的 Cobas *EGFR* 体液活检检查显示 *EGFR* 变异为阴性，您应该接下来通过常规组织活检确定您的肿瘤的 *EGFR* 状态。

- *EGFR* **T790M**：T790M 是 *EGFR* 基因中的点突变，该突变与导向表皮生长因子受体（*EGFR*）的靶向治疗（例如厄洛替尼）的耐药性相关。如果您患有 *EGFR* 阳性肺癌，并且已经对靶向 *EGFR* 突变的药物产生耐药性，您可能携有 T790M "耐药"突变。随时间的推移，在所有患者中，约 60％ 的患者会对 *EGFR* 靶向治疗停止反应，

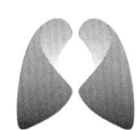

对如厄洛替尼的治疗产生耐药性，这是因为他们的癌症已经发生了 T790M 突变，并可以绕开治疗并继续生长。组织和血液测试均已获批准，以作为寻找 *EGFR* T790M 突变的诊断性测试方法。如果您的 *EGFR* T790M 测试为阳性，一种被称为 Tagrisso™（osimertinib）的药物已被批准用于该突变的靶向治疗。

- *ROS1* 重排：约 1% 到 2% 的非小细胞肺癌患者携带 *ROS1* 基因与另一基因的部分融合的异常基因。这被称为"*ROS1* 易位"或"*ROS1* 融合"。*ROS1* 基因产生 ROS 蛋白质，该蛋白质存在于人类细胞的胞膜内。在 2016 年 3 月，被称为 crizotinib 或 Xalkori 的靶向治疗获得批准用于治疗 *ROS1* 融合阳性的肺癌。如果您的肺部肿瘤由 *ROS1* 融合驱动，请查看 Addario 肺癌基金会的全球*ROS1*倡议（网址是：lungcancerfoundation.org/ROS1），与来自世界各地的 *ROS1* 融合阳性患者联系，并对其它治疗选项、临床试验做出更多了解，我们研究的重点是理解 *ROS1* 的生物学特征，为像您这样的患者找出新型治疗方法。

- **间变淋巴瘤激酶**（*ALK*）：约 5% 的非小细胞肺癌由 *ALK* 基因的融合驱动。*ALK* 融合或重排产生异常的 *ALK* 蛋白，该蛋白可导致细胞扩散和生长。已批准用于治疗 *ALK* 阳性肺癌的靶向药物治疗，如克唑替尼（Xalkori），该药为片剂，您需要每天服用两次，有轻微的副作用。

不幸的是，正如大多数靶向治疗的情况一样，尽管实施了靶向治疗，癌症仍可找到继续生长的方式。这被称为治疗耐药性，这时 *ALK* 阳性的癌症对治疗（如克唑替尼）停止反应。大多数 *ALK*+ 的肺癌患者在产生治疗耐药性时会发生脑转移。好消息是，现在已有两种新型治疗方案获得批准，用于应用克唑替尼后病情发生恶化的患者。这些药物 - alectinib（Alecensa）和 ceritinib（Zykadia）均为口服片剂，可有效用于脑转移的治疗。

大量的研究正在进行，以对可能引起肺癌的蛋白质和基因突变进行研究。

以下列表是在我们作者的帮助下由 ALCF 创建。

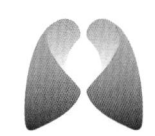

缩写词	名称	作用
AKT1	蛋白激酶 B	AKT 调节细胞存活和代谢
BRAF	原癌基因 B-Raf	产生名为 B-Raf 蛋白的基因 B-Raf 蛋白有助于在细胞内发送信号。这些细胞参与引导细胞生长。
CEA	癌胚抗原	用作肿瘤标志物的血液测试，但认为该测试不足以可靠地诊断出癌症。
c-MET 扩增，或 c-MET 外显子 14 跳跃突变	MET 或 MNNG HOS 转化基因	MET 通路产生向肿瘤提供营养物质的新血管，在细胞分离时可导致肿瘤转移。MET 通路在肿瘤发展中非常重要。
ERCC1	切除修复交叉互补基因 1	DNA 修复途径中的关键蛋白
ERCC1 + RRM1	切除修复交叉互补基因 1 和核苷酸还原酶 M1	目前，这两种标记的相关研究正在进行中，以确定它们是否有益于预测在疾病早期（I-III）应用辅助治疗的益处。
HER2扩增 + EGFR	人表皮生长因子受体 2 + 表皮生长因子受体	测定 EGFR 和 HER2 蛋白表达量可能对非小细胞肺癌（NSCLC）有预后预测价值。这两者也可能有益于预测并鉴定出可能会从 EGFR TKI 受益的患者。
NRAS	最初从人类神经母细胞瘤中分离出的几个 RAS 基因中的一个。	目前还不清楚 NRAS 突变对选择或优先选择癌症治疗方式的作用。
PIK3CA、AKT、PTEN	磷脂酰 3-激酶（PI3K）	参与细胞生长和存活。向您的医生咨询 LungMAP 临床试验的信息。
ROS1	C-ros 致癌基因 1，受体酪氨酸激酶	可能具有生长或分化因子受体的功能。
RRM1	核苷酸还原酶 M1	产生脱氧核糖核苷酸（DNA 的结构单元）的关键蛋白。
TCF21	转录因子 21	参与抑制肺癌细胞的生长。

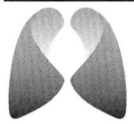

缩写词	名词	作用
TS	胸苷酸合酶	最近的研究结果表明，胸苷酸合酶（TS）可能是应用培美曲塞（pemetrexed）治疗非小细胞肺癌（NSCLC）的生物标记物。
FGFR1	成纤维细胞生长因子受体，该受体介导细胞存活和增殖。	见于 ~7% 的非小细胞肺癌腺癌患者。在 13-25% 的鳞状肿瘤中检测到 *FGFR1* 基因扩增。对于鳞状细胞癌患者，*FGFR1* 扩增与吸烟相关，且总生存率较低。向您的医生咨询 LungMAP 试验的信息。
KRAS	*RAS* 致癌基因家族中的一员，代表 Kirsten 大鼠肉瘤基因，与下游效应基因一起控制细胞的增殖与凋亡	在美国，约 20% 至 25% 的肺腺癌中观察到 *KRAS* 突变的激活，并且通常与吸烟史有关。向您的医生询问侧重于抑制下游效应器的临床试验，如 *mTOR*、*MEK* 等。
RET 融合	*RET* 原癌基因编码转染后发生重排的 *(RET)* 跨膜受体酪氨酸激酶。	*RET*基因融合发生在约 1-2% 的非小细胞肺癌（NSCLC）中，通常患者的年龄小于 60 岁，之前为轻度吸烟者或从未吸烟者，具有早期淋巴结转移且肿瘤为低分化肿瘤。
DDR2	盘状结构域受体 2	*DDR2* 基因编码细胞表面受体酪氨酸激酶，在约 4% 的肺鳞状细胞癌中，该基因突变为活性形式。达沙替尼（Dasatinib）可能是一种治疗选择。向您的医生咨询临床试验的信息。

分子测试将帮助您的肿瘤科医生确定，您的肺部肿瘤是否为四种已知的基因改变中的一种，这四种基因改变已有批准的靶向药物（*EGFR*、*EGFR T790M*、*ROS1* 或 *ALK*）。如果四个基因的测试全部为阴性，您的肿瘤科医生可能会让您加入另一项靶向治疗临床试验，或者为您选用其它更传统的治疗方法。多项对其它基因突变的研究正在进行中，以在将来可对这些突变实施治疗。

新一代测序（NGS）也称为全面基因组分析（CGP），应用该技术，可深入研究您所患任何类型癌症的分子组成，并且可以帮助您的医生确定哪一项临床试验可能最适用于您。有关 NGS 的更多信息，请访问 Foundation Medicine，**www.foundationmedicine.com**。当您阅读本指南时，研究人员可能已经发现了其它突变。请联系 ALCF，以获取更多信息或更新的分子突变列表。

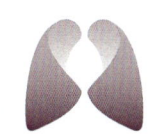

该基金会顽强、创新、合作并且意志坚决，肺癌患者不会再被遗忘。

—*Jaimi Julian Thompson*

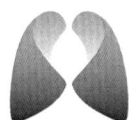

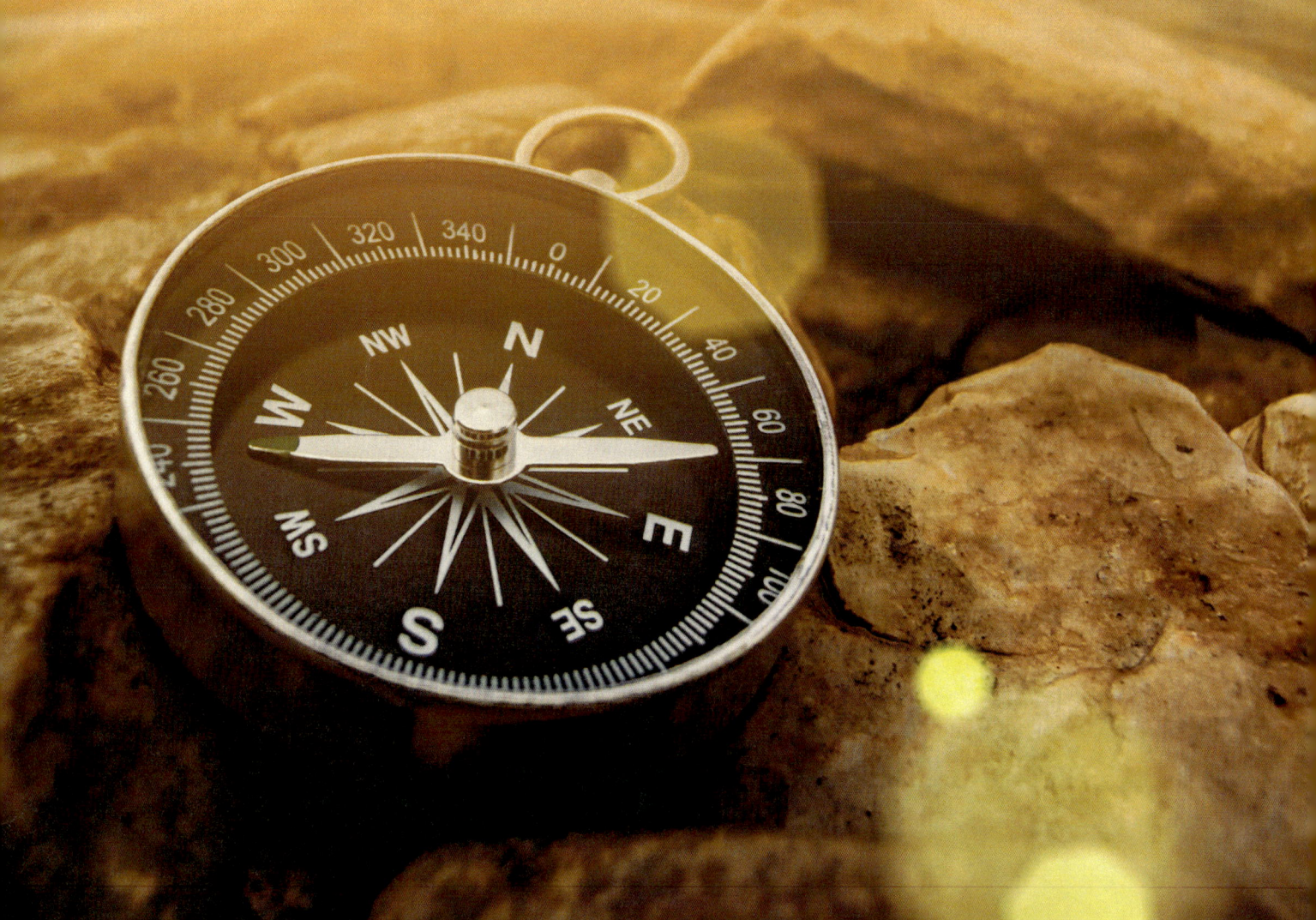

免疫治疗

肺癌的免疫治疗

什么是免疫系统，它是如何工作的？

- 免疫系统是独特的细胞和这些细胞所产生的物质的总和，作为身体的防御机制来抵御感染和任何"异物"。
- 免疫细胞在身体中穿行，跟踪在身体中正常存在的所有细胞和物质。这些细胞经过训练，可以识别如细菌、病毒等的病原体，以及识别身体中异常的"异物"细胞，并将其清除。
- 这种识别和消除的过程基于所有细胞表面上存在的分子（如蛋白质），免疫细胞应用它们将"自身"细胞和"异物"区分开来。

什么是癌症的免疫治疗？

- 免疫治疗是一种治疗方式，它利用几种不同的技巧来刺激患者自身的免疫系统来对抗他们的癌症。
- 癌细胞可通过伪装让自己看起来像正常细胞，它们已经设计出独特的方式来逃避免疫系统的监测和清除。
- 免疫治疗的目标是，特异性地去除这些癌细胞的伪装，并将其暴露于免疫系统，或者，对免疫系统进行训练，使其在整体上以非特异的方式实施更强更聪明的战斗。
- 免疫治疗具有治疗癌症的巨大潜力，这是因为人体在消除异物时，会动用细胞交互作用的精细网络和通路，没有其它的治疗可与之媲美。

与化疗和靶向治疗相比，免疫治疗具有几个优点：

传统上，考虑到应用早期免疫治疗剂（如卡介苗接种、白细胞介素（IL）-2、干扰素等）治疗肺癌的益处非常有限，肺癌并未被认为是免疫应答性癌症。然而，最新数据显示：在肺

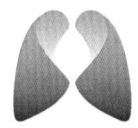

癌的各种新的免疫治疗的早期临床试验中，其在反应率和生存优势方面的巨大前景，超过目前可用的任何其它疗法，免疫治疗通常可使肺癌患者的预期寿命增加数个月（或数年）。然而，这些疗法相对较新，仍处于实验阶段（未经 FDA 批准），并且目前我们对治疗患者的选择、患者反应以及治疗耐药性这几个特性并不了解。

尽管如此，与化疗和靶向治疗相比，免疫治疗具有几个优点：

* 与化疗和靶向治疗相比，免疫治疗已显示出低毒性特征。
* 因为生物系统对非常微小的变化也会非常敏感，所以免疫系统可以检测出相对较低数量的癌细胞，并作出反应将之清除。
* 免疫系统具有很强的"记忆力"，这样它会记住曾经接触过的外源细胞，每当再次与这些细胞相遇时，免疫细胞就会被激活并将外源细胞清除。这种免疫记忆赋予更持久的肿瘤控制力，而对于化疗和靶向治疗而言，需要不断地在体内补充药物。由于免疫治疗所激发的免疫应答一旦产生，会被身体永远记住并在每次癌症复发时被激活，因此这种治疗模式产生更为持久和持续的肿瘤应答。

对肺癌有效的各种类型的免疫治疗有哪些？
目前有三种类型的免疫疗法，被用于治疗癌症，如下所列：

1. 免疫调节剂，如：免疫关卡抑制剂
2. 癌症疫苗
3. 过继性 T 细胞输入

属于第一类免疫关卡抑制剂的三种药物现已被 FDA 批准用于患有晚期、转移性非小细胞肺癌的患者。这些药物是 Nivolumab（Opdivo，由 Bristol Myers Squibb 制造）、Pembrolizumab（Keytruda，由 Merck 制造）和 Atezolizumab（Tecentriq，由 Genentech 制造）。

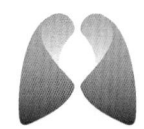

93

什么是免疫关卡抑制剂？

- 免疫系统的主要作用是跟踪哪些是"自身"的东西，识别并消除任何"外源物"。
- 为防止免疫系统攻击自己的正常的"自身"细胞，机体已经发展了几种制衡机制，使免疫系统受到控制。
- 就像一辆汽车中可防止汽车超速的制动器，这些制衡机制的设计可防止或中止可能是自毁行为的发生。
- 这些系统发生紊乱时，免疫系统会将正常细胞鉴别为"非自身"的细胞并将它们清除，这会导致自身免疫疾病，如：狼疮和关节炎。
- 癌细胞已经进化出可跨越这些正常关卡的方式和手段，可在局部阻断肿瘤附近的免疫应答，并有效地逃脱免疫系统的检测和清除。
- 最近，人们将 CTLA4 和 PD-1/PDL1 两个免疫关卡作为靶向目标，来放松对免疫系统的制动，使其全力攻击癌细胞。
- 关卡抑制剂基本上消除了由癌细胞诱发的免疫应答的局部阻断，并使免疫系统恢复正常功能并攻击肿瘤。

PD-1/PDL1 关卡抑制剂是如何工作的呢？

- PD-1 代表程序性死亡受体-1。
- 它是一种在免疫细胞（特别是 T 细胞）表面表达的蛋白质，T 细胞是一种抵抗感染和其它外源物的白细胞。
- PD-1 与身体正常细胞表面上的蛋白质 PDL1（程序性死亡配体 1）相互作用。
- 这种 PD1-PDL1 相互作用是一个免疫关卡，即对免疫系统发出信号：不要攻击身体自身的细胞。
- 癌细胞篡夺了这种机制，在其表面表达 PDL1，来愚弄免疫系统，将它们认作正常细胞。
- 因此，阻断 PD-1/PDL1 相互作用是抗癌免疫治疗的靶标，这是因为 PD-1 或 PDL1 抑制剂可让免疫系统将癌细胞识别为外源物，并将之清除。

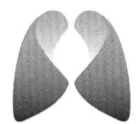

- 令人鼓舞的是，肺癌细胞在其表面表达 PDL1，因此适合于 PD-1 和 PDL1 阻断。

- *PD-1/ PDL1 关卡抑制剂*是结合 PD-1（在免疫细胞上表达）或结合 PDL1（在癌细胞上表达）的分子，并阻断这些蛋白质的表面，防止它们之间彼此相互作用。

- 这些免疫关卡抑制剂的耐受性通常良好，有少数剂量限制性毒性的报道。最常报告的 irAE 或免疫相关的不良反应是：皮肤病（皮疹、瘙痒和白癜风）、胃肠道疾病（腹泻和结肠炎）、内分泌疾病（甲状腺功能减退和甲状腺功能亢进）和肝脏疾病（肝炎和肝功能酶升高），以及肺炎、葡萄膜炎、输液相关事件和疲劳。

- 旨在测试抗体阻断 PD-L1 的安全性和临床活性的 I 期试验发现，约 25% 的非小细胞肺癌（NSCLC）患者对该药物有疗效反应。2014 年美国临床肿瘤学会（ASCO）会议报告了此项正在进行的研究，结果显示该反应率高于 3%（此为早期治疗失败后接受第三疗程化疗的患者的常见反应率）。

- **PD-1 与 PDL1**：尽管结合免疫细胞上 PD-1 的抑制剂和阻断肿瘤细胞上 PD-L1 的抑制剂的反应率相似，但早期数据表明靶向 PD-L1 可能存在稍许的安全优势。PD-1 抑制剂的 I 期试验报道了药物相关性肺炎（肺组织炎症）的发生率为3%，但迄今为止服用 PD-L1 抑制剂发生的该副作用不太严重或不存在。

- **对吸烟者与非吸烟者的效果**：早期结果提示，与非吸烟者相比，似乎吸烟者会更多地获益于抗-PD1和抗-PDL1 这两种抑制剂的治疗。在 2013 年，欧洲癌症大会上提交的 PD-L1 抑制剂的 I 期临床试验结果表明，26% 的吸烟者对药物有疗效反应，但只有 10% 的从未吸烟者有疗效反应。研究人员推测，这可能是由于吸烟者的肿瘤中存在更多数量的基因突变，大量的基因突变为新激发的免疫应答呈现出更多的肿瘤抗原阵列，以产生应答并做出对抗反应。

哪些免疫治疗药物目前被批准用于肺癌的治疗？

目前，三种免疫治疗药物被 FDA 批准用于晚期、转移性非小细胞肺癌患者的下列情况：在基于铂类化疗（一些情况下为靶向治疗）期间或之后病情恶化。

两种药物是抗 PD1 抑制剂 - Nivolumab（Bristol Myers Squibb 制造的 Opdivo）和 Pembrolizumab（Merck 制造的 Keytruda），第三种药物是抗 PDL1 抑制剂 - Atezolizumab（Genentech 制造的 Tecentriq）。这些免疫治疗药物是称为单克隆抗体的蛋白质，它们与 PD-1（Nivolumab 和 Pembrolizumab）或与 PDL1（Atezolizumab）特异性结合，并且解除免疫系统的制动，使得其可以对患者的肿瘤产生强大和持续的反应。

三种用于肺癌的免疫治疗药物的使用有什么区别？

这三种批准的免疫治疗药物（用在一线治疗时恶化的非小细胞肺癌患者）之间的一个区别点，是 PDL1 需要辅助诊断测试，即测试患者的肿瘤是否存在 PDL1 蛋白质。应用 Nivolumab 或 atezolizumab 治疗时不需要进行 PDL1 测试，而应用 Pembrolizumab 治疗时需要进行测试。

Pembrolizumab 的应用需要实施初步测试，应用经 FDA 批准的辅助诊断测试 - 免疫组织化学（IHC）测试（称为 PDL1 IHC 22C3 pharmDx 测试），以检测患者肿瘤上是否存在 PDL1 蛋白。这是第一个批准用于检测 NSCLC 肿瘤中 PDL1 蛋白的表达/存在的辅助诊断测试。这是一个重要的进步，因为使用辅助诊断测试可潜在帮助鉴定出最可能对这种治疗做出反应并从中受益的 NSCLC 患者。美国的实验室可通过 Dako North America Inc. 商业购买这种辅助诊断测试，该测试的测试方法可在美国参考实验室中获得，包括 Laboratory Corporation of America® Holdings（LabCorp®）、Quest Diagnostics 和 GE Healthcare Clarient Diagnostic Services。

应用 Nivolumab、Pembrolizumab 和 Atezolizumab 时的另一个区别是用药时间表和用药剂量。Pembrolizumab 已被批准用于每 3 周以 2mg/kg 的剂量经静脉给药，输注时间 30 分钟，而 Nivolumab 已经批准每 2 周以 3mg/kg 的剂量经静脉给药，输注时间 60 分钟。最近批准的药物 Atezolizumab，已批准每 3 周经静脉给药 1200 mg，输注时间 60 分钟。

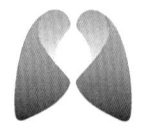

第三个区别是，如前所述，Nivolumab 和 Pembrolizumab 是抗-PD1 药物，而 Atezolizumab 是一种抗-PDL1 药物。尚不清楚哪一种药物更好，在决定使用其中任何一种药物时都应该咨询您的医生。

使用免疫治疗药物的副作用是什么？

在评价这三种免疫治疗剂用于肺癌患者的临床试验中，所观察到的最常见的副作用是疲劳、食欲降低、呼吸困难和咳嗽。然而，重要的是应注意，免疫治疗剂可能与肺、结肠和产生激素的腺体中的免疫介导副作用相关。在使用这些药物的临床试验中，观察到的免疫介导的不良反应包括：肺炎、结肠炎、肝炎、垂体炎、甲状腺功能亢进、甲状腺功能减退、1 型糖尿病和肾炎。基于不良反应的严重程度，这些免疫治疗药物应当被暂停或停止使用，并且应该施用皮质类固醇。

我如何获得用于肺癌治疗的免疫治疗药物？

目前批准用于肺癌的三种免疫治疗药物的制造商都有经济援助计划，以确保患者能够获得这些有希望的药物。

Merck 提供计划以确保获得 Pembrolizumab 处方的患者可以得到治疗。Merck Access 计划为接受 Pembrolizumab 治疗的合资格患者提供报销支持，包括帮助支付自付费用和共付费援助。Merck 还为无患者援助计划保险的合资格患者提供经济援助。请拨打 1-855-257-3932 或访问 www.merckaccessprogram-keytruda.com 以获取更多信息。

Nivolumab 由 Bristol Myers Squibb（BMS）销售。BMS AccessSupport®，即 Bristol-Myers Squibb 报销服务计划，旨在支持获取 BMS 药物，并通过报销支持以及对患者自付费用的帮助，加快实施治疗的时间。拨打 1-800-861-0048 或访问 **www.bmsaccesssupport.com** 以获取有关我们的报销支持服务的更多信息。

Atezolizumab 由 Genentech 制造。Access Solutions 是 Genentech 承诺的一部分，致力于帮助人们获取已获处方的 Genentech 药物，无论他们的支付能力如何。Access Solutions 的内部专家团队致力于指导人们获取药物和报销，并向没有保险或无法承担其药物自付费用的符合条件的美国患者提供帮助。到目前为止，该团队已经帮助 140 多万患者获得了他们所需要的药物。请联系 Access Solutions (866) 4ACCESS/(866) 422-2377 或访问 http://www.Genentech-Access.com 以获取更多信息。

什么是 CTLA 4？

- CTLA4 代表细胞毒性 T 淋巴细胞抗原 4。
- 它在免疫细胞（如 T 细胞）上表达，并且在激活免疫应答中起到主要作用。
- Ipilimumab（Yervoy®）是 FDA 批准用于治疗转移性黑色素瘤的第一个关卡抑制剂。目前正在评估对其它实体瘤（如肺癌和肾癌）的疗效。
- Ipilimumab 是一种单克隆抗体，该药物靶向激活免疫细胞上的 CTLA-4 关卡，并且已被批准用于其它癌症（如黑色素瘤）。
- 目前正在进行将 Ipilimumab 用于肺癌患者治疗的临床试验。联系您的医生或 Addario 肺癌基金会，以了解更多有关这些临床试验的信息，以及如何参与。
- Tremelimumab，是另一种靶向 CTLA-4 分子的抗体，正在 II 期临床试验中测试其对间皮瘤和肺癌患者的疗效。

什么是联合治疗？

- 联合治疗是联合使用一种或多种不同的治疗方法，用于提高功效以及缩小肿瘤，联合治疗的效果好于单独疗法叠加所产生的效应。
- 两种不同治疗剂的联合可以是相继应用（一个接一个）或同时应用（两个疗法一起施用）。

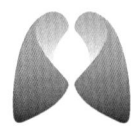

- 正在进行研究，以了解免疫治疗是否以及如何与化疗和/或放疗联合应用。这些研究基于这样的假设，即有效化疗后，从死亡癌细胞中释放的抗原可用于刺激免疫系统，产生肿瘤特异性免疫反应，进而提高免疫治疗的功效。
- 免疫关卡抑制剂 Ipilimumab 与化疗的联合应用在小细胞和非小细胞肺癌的治疗中，显示出令人鼓舞的结果。

联合应用免疫关卡的方法

- 正在进行研究，以评价双重关卡阻断对提高肿瘤反应的比例和持久性。
- 早期证据表明，包括免疫关卡阻断在内的联合治疗策略可能在临床中具有累加效应。
- 在患有晚期黑色素瘤的患者中，nivolumab 和 Ipilimumab 的联合应用显示出的初步活性高于先前治疗经验中所见的单独使用任意一种药物的活性：联合用药组中 40% 的患者具有客观疗效，65% 的患者具有临床活性的证据。
- 探索联合应用关卡阻断的肺癌试验正在进行，这将进一步提供信息，指导这些新疗法在肺癌患者中的应用。
- 来自免疫治疗研究的新数据指出的事实是，联合应用免疫关卡抑制剂具有改善治疗功效的潜力。

什么是癌症疫苗？

- 疫苗通常是一种生物试剂，用于刺激和训练免疫系统，以识别"外源"物质并产生反应，以将之从体内清除，并可在清除后产生"记忆"，如果再次遇到外源物时，身体可容易地从系统中将之清除。

- 疫苗可以是*预防性的*（它们可防止将来由外源物引起的感染）或是*治疗性的*（它们治疗目前的感染）。

- 癌症疫苗是治疗性疫苗。这些疫苗利用在癌细胞表面上表达的蛋白质，来训练免疫系统，以识别并破坏肿瘤。

- 到目前为止，只有一种经 FDA 批准的癌症疫苗：就是于 2010 年 4 月批准的用于治疗晚期前列腺癌的 Provenge。

- 将癌症疫苗用于肺癌的治疗令人兴奋，这是由于肺肿瘤过度表达特异性蛋白，如 MAGE-3（在所有肺癌患者中 42% 存在过度表达，35% 的早期和 55% 的晚期 NSCLC 患者存在过度表达）、NY-ESO-1（在所有肺癌患者中 30% 存在过度表达）、p53（在 50% 的肺癌中过度表达）、存活素、MUC-1 等，这些过度表达物可用于训练免疫系统，来识别癌细胞上的这些蛋白并特异性地杀死这些癌细胞。

什么是过继性 T 细胞输入？

- 目前正在评估的用于肺癌的第三种主要类型的免疫疗法是过继性 T 细胞输入，过程包括 1）从患者身体中取出免疫细胞，特别是 T 细胞，2）在实验室培养皿中用各种化学物和其它生物因子处理细胞，使得它们能够识别肿瘤上的抗原并产生强免疫反应，以及 3）将这些激活的免疫细胞重新注射到患者体内。

患者对癌症免疫治疗的反应

- 肺癌免疫治疗的挑战之一是患者反应的变异性：虽然在一些患者中看到持续和持久的反应，但在一些患者中仅见到对治疗的部分反应，并发生病情恶化，而在其他患者中则完全看不到反应。

- 正在进行研究，以了解肺癌患者免疫治疗反应存在差异的根本原因。这些研究将有希望发现可对这些治疗起反应的生物标志物，这样可更好地选择最有可能有疗效反应的患者，同时避免用于可能不会起反应的患者，让其免受毒性和副作用，也因此可以根据患者的特异性而定制癌症的治疗方法。

- 由于免疫疗法旨在刺激免疫系统，因此这些药物不适用于有自身免疫疾病病史或之前有免疫抑制治疗史的患者。

未来充满希望

免疫疗法有望成为肺癌患者所有治疗形式中的关键组分，包括全新辅助、辅助和维持治疗。该疗法具有巨大潜能，能开启患者自身免疫系统，并对之施加刺激以根除癌症，这一点才刚刚开始被我们所理解。尽管如此，免疫疗法仍在机理学和临床学上存在几个未知领域，目前正在对此进行评估，以期望可采用最适合于肺癌患者的方式，充分利用这些治疗方法。

目前进行的研究正在评估：

- 免疫疗法在治疗早期的应用。目前批准用于肺癌患者的三种免疫治疗药物均已获批准用于二线治疗，即患者已接受化疗或靶向治疗，但在这些治疗期间病情出现恶化。目前进行的临床试验正在评估，将免疫治疗剂作为一线药物治疗新诊断的肺癌患者的疗效。这些临床试验的早期数据表明，Pembrolizumab 在肿瘤表达 PDL1 的新诊断肺癌患者中，显示出很好的活性（大于 50%）。这些早期数据表明，在一线治疗中应用抗 PD1 关卡抑制剂的单药疗法可能最适用于 PDL1 阳性的患者。

- 目前正在评估将免疫治疗剂与其它类型治疗（如化疗、放疗和靶向治疗）联合应用的疗效。这些联合用药目前正处于临床试验中。联系肺癌基金会的 Bonnie J. Addario（portal@lungcancerfoundation.org）以了解如何参与这些试验并获得这些治疗的信息。

1. 免疫治疗 + 化疗：联合治疗的理由是显而易见的。化疗会杀死癌细胞，导致癌细胞中癌抗原或蛋白质的释放，并暴露于免疫系统中。使用免疫治疗药物时，免疫系统正蓄势待发，可对这些抗原发动有效和更为持久的反应。早期数据显示，在新诊断的、之前从未治疗过的患者中联合使用 Pembrolizumab 和化疗，即使在其肿瘤不表达高水平 PDL1 的患者中也会产生疗效。

2. 免疫治疗 + 免疫治疗：正在评估联合应用两种不同免疫治疗剂对肺癌患者的疗效，例如联合应用抗 PD1 的 Nivolumab 和抗 CTLA4 的 Ipilimumab。这种组合已被批准用于黑色素瘤患者的治疗，并有望用于肺癌患者。需要谨慎考虑的是，联合应用免疫治疗可潜在增加这两种免疫治疗剂的副作用。

3. 免疫治疗 + 放疗：这些年来，我们已经知道应用放疗时发生的一个有趣现象，称为远距离作用（ab-scopus，远离目标），我们会看到远离靶向病灶的肿瘤发生消退。放疗还可从死亡的癌细胞中释放出抗原，从而启动免疫系统并发起攻击。因此联合应用放疗和免疫治疗具有潜力，因为释放的抗原与已去除"制动"的蓄势待发的免疫系统联合，可形成完美的组合来彻底消灭肿瘤。目前，正在针对肺癌患者的几个临床试验正在验证这一假设。

4. 免疫治疗 + 靶向治疗：这些治疗组合是可将不响应免疫治疗的"冷"肿瘤（因为这些肿瘤在其肿瘤微环境中没有足够的免疫细胞，也称为"免疫沙漠"）转变为"热"肿瘤的方法之一。正涌现的数据认为，一些靶向治疗可加速免疫细胞（T细胞）进入到肿瘤微环境中，将靶向治疗与免疫治疗剂联合，可确保这些细胞对肿瘤发起攻击。

- 免疫治疗的最佳剂量和持续时间。

- 免疫治疗用于肺癌连续治疗时，最佳施用时间取决于肿瘤负荷和疾病阶段。对治疗有疗效反应的患者恶化后，可以为他重新施用免疫治疗剂吗？如果重新施用，应该使用单药还是联合用药？最佳用药时间是多长？

- 患者对免疫治疗的反应存在差异（为什么一些患者有疗效反应，而另一些没有反应，为什么一些患者做出持续的反应，而其它患者会迅速复发），因此应基于所患疾病的基本特性为患者定制治疗方法。

- 用于筛选患者和疾病反应的特异性生物标记物。

- 免疫耐受的机制和免疫治疗后肿瘤复发的机制。

我们为什么支持 *Addario* 肺癌基金会？因为他们富有同情心、经济有效并且以病人为中心。视频是关于一组自行组织并得到 *Addario* 肺癌基金会支持的肺癌患者，对他们的特定（ROS1）突变所进行的一项罕见的癌症研究，虽然研究尚不充分，但这个精彩且辛酸的视频值得观看。它不只精彩，还代表希望。

https://vimeopro.com/lungcancerfoundation/gala/video/191728298

—Ron Fong

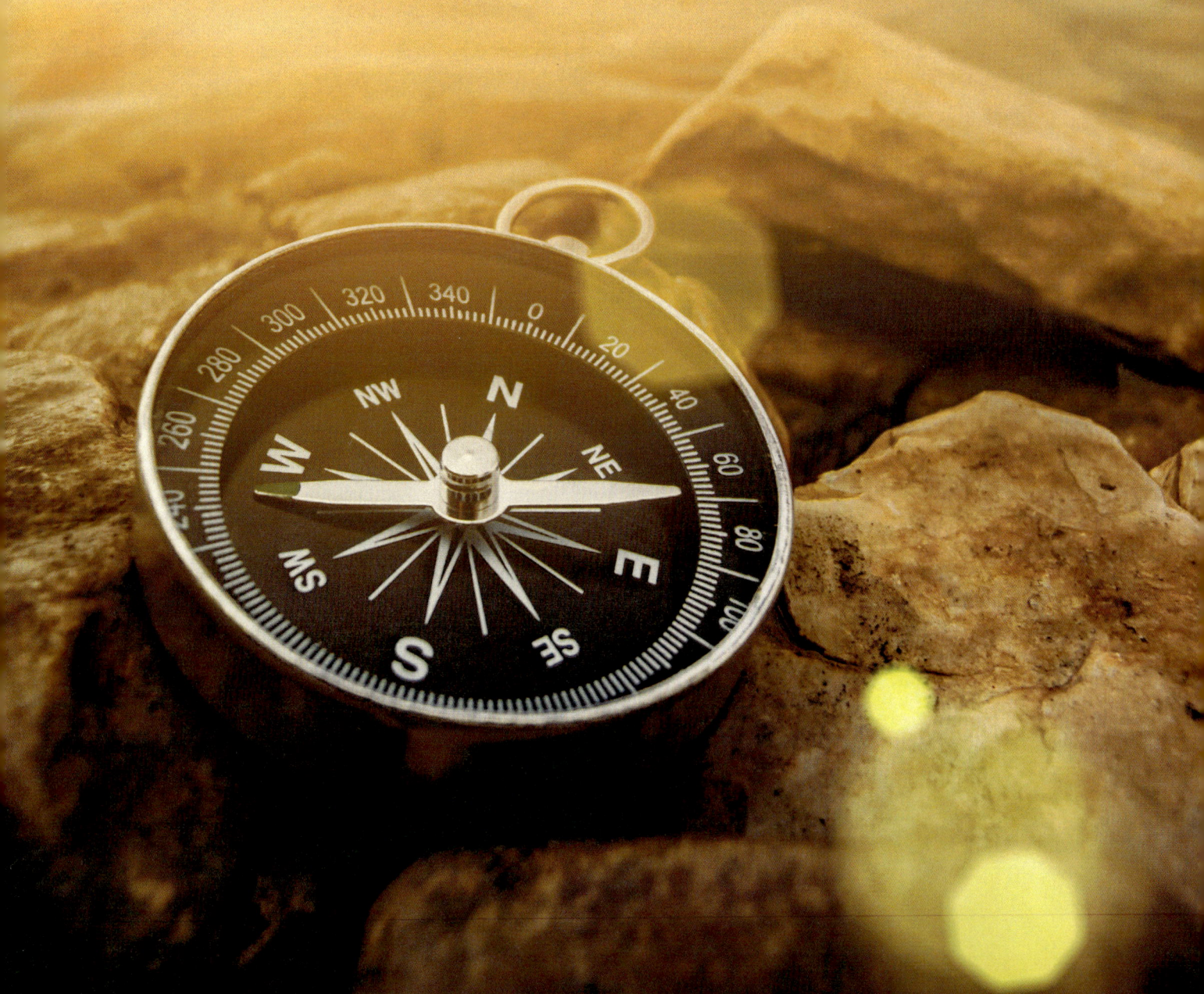

小细胞肺癌的治疗

受过教育且内心强大的患者
做得更好。

—*Bonnie J. Addario，幸存者*

小 细 胞 肺 癌 – 治 疗

概述

小细胞肺癌（SCLC）是另一种类型的肺癌。虽然它不如非小细胞肺癌（NSCLC）常见，但是 SCLC 在疾病早期即可在体内生长并扩散 - 有时发生于任何可注意到的症状之前。在所有肺癌中，只有约 10% 至 15% 为 SCLC，并且几乎所有的病例都发生在目前吸烟或曾经吸烟的人群中。[2] 由于与吸烟有关，与女性相比，SCLC 稍稍多见于男性。此外，SCLC 通常还可以描述为*局限性*或*扩散性*。

当疾病涉及的总面积可以用一个辐射区域覆盖时，SCLC 被称为"局限期"。这意味着如果小细胞肺癌转移到胸部中间的纵隔淋巴结时，仍然可以是局限期。最重要的是，局限期疾病意味着您的疾病可以治愈。"播散期"SCLC 是指已经扩散到一个辐射区域之外的癌症，通常意味着该疾病不能治愈，仅可被控制一段时间。

SCLC 通常发生于胸中部胸骨后面的支气管（大呼吸管）。与名称的含义相同，SCLC 中的细胞小于 NSCLC 中的细胞；然而，因为这些细胞生长非常快，它们产生的肿瘤可能会大于 NSCLC 肿瘤。在大多数情况下，这种类型的肺癌还倾向于快速转移，或者比 NSCLC 更快地扩散到身体的其它区域，例如脑、肝脏或骨骼。

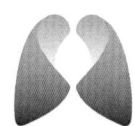

如何治疗 SCLC？

化疗是治疗小细胞肺癌的主要方法。由于 SCLC 可能在您注意到任何症状之前已经扩散，因此手术切除肺肿瘤很少能治愈癌症。即使可实施手术治疗 SCLC，它也从来不是唯一的治疗方法。临床试验中的激光治疗和实验性治疗也可用于治疗 SCLC。

手术

很少应用手术治疗 SCLC，如果应用的话，也绝少是<u>唯一</u>的治疗方法，因为癌症通常在诊断之前已经扩散。您的胸外科医生可能会使用先前描述的一种外科技术，获取组织来确定癌症的类型以及癌症的扩散程度。

化疗

由于 SCLC 倾向于转移到肺外，因此化疗旨在杀死已转移到身体其它区域的癌细胞。可经口服或经静脉注射实施化疗，您的肿瘤科医生可能会为您应用多种不同类型的化疗。通常，将基于铂类的药物（如顺铂或卡铂）与依托泊苷联合应用，已经发现它们对于局限性或扩散性阶段的小细胞肺癌的疗效最好。

已批准用于治疗小细胞肺癌的其它化疗药物包括在以下的表格中：

批准用于	通用名称	商品名称
非小细胞肺癌（NSCLC）和 小细胞肺癌（SCLC）	卡铂（Carboplatin）	伯尔定（Paraplat，Paraplatin®）
非小细胞肺癌（NSCLC）和 小细胞肺癌（SCLC）	顺铂（Cisplatin）	氨氯铂（Platinol®，Platinol A-Q）
非小细胞肺癌（NSCLC）和 小细胞肺癌（SCLC）	多西他赛（Docetaxel）	Taxotere®
非小细胞肺癌（NSCLC）和 小细胞肺癌（SCLC）	依托泊甙（Etoposide）	拓扑杀（Toposar®），泛必治（VePesid®）
SCLC	磷酸依托泊苷	Etopophos®
非小细胞肺癌（NSCLC）和 小细胞肺癌（SCLC）	盐酸吉西他滨（Gemcitabine Hydrochloride）	Gemzar®
非小细胞肺癌（NSCLC）和 小细胞肺癌（SCLC）	异环磷酰胺（Ifosfamide）	异环磷酰胺（Ifex®）
SCLC	甲氨蝶呤（Methotrexate）	氨甲喋呤（Abitrexate），重氮片（Folex®），Folex PFS，甲氨蝶呤LPF，氨甲喋呤钠（Mexate®），氨甲喋呤钠A-Q
非小细胞肺癌（NSCLC）和 小细胞肺癌（SCLC）	紫杉醇（Paclitaxel）	Taxol®
非小细胞肺癌（NSCLC）和 小细胞肺癌（SCLC）	盐酸拓扑替康（Topotecan Hy-drochloride）	和美新（Hycamtin®）
非小细胞肺癌（NSCLC）和 小细胞肺癌（SCLC）	长春碱（Vinblastine）	Velban™

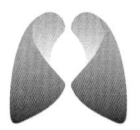

109

放疗

对于 SCLC，您的肿瘤科医生可能会为您实施放疗。放疗也可以帮助缓解症状，如呼吸问题。您的团队可能会使用许多不同类型的放疗来治疗您的 SCLC。放疗通常用于包含有化疗的治疗计划中。

> 患有骨转移的患者每月输注唑来膦酸（Zometa®）或皮下注射denosumab（Xgeva®），以防止形成新的骨损伤并帮助愈合已存在的骨损伤。

局限性 SCLC 的治疗

如果您被诊断为局限性 SCLC，如果肿瘤小的话，您的第一选项可能是手术。然而，更可能的是，您将开始联合使用化疗和放疗。

约 50％ 的 SCLC 患者会在癌症的过程中发生脑转移。[19]您的肿瘤科医生还可能会为您实施*预防性头颅放射*（PCI），以防止癌症扩散到您的大脑。PCI 是一种放射治疗，可用于杀死在脑 X 射线或扫描中可能见不到的癌细胞。

扩散性 SCLC 的治疗

如果您被诊断为扩散性 SCLC，化疗通常是您的肿瘤科医生为您实施的一线治疗。如果肿瘤缩小，您的医生通常会实施预防性头颅放射（PCI）治疗，以防止转移到大脑。PCI 是一种放射治疗，可用于

> 与您的肿瘤医生讨论参加临床试验的可能性。

杀死在脑 X 射线或扫描中可能见不到的癌细胞。您的肿瘤医生可能会推荐一种临床试验作为治疗的一部分。临床试验是已经显示出足够的治疗前景，目前正在人类中进行的研究。如需了解如何找到您所在地区的临床试验，请参阅"临床试验"一章。

治疗复发的 SCLC

即使经过积极的治疗，小细胞肺癌仍可能会重现或复发。它是一种在大多数情况下对放疗和化疗有极好反应的癌症。问题是，治疗反应通常不会持续很长时间，不是很"持久"。

当诊断为 SCLC 时，您应该与您的医疗团队讨论您倾向的治疗方案，比如化疗和/或放疗。治疗方案可包括治疗疾病或控制症状（参见"带肺癌生存"一章中的"过渡期医疗规划"部分中对治疗方案的进一步讨论）。

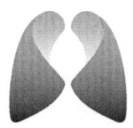

我们非常幸运地拥有基金会，它一直是我们战胜癌症的希望。的确如此。它给我们以希望，让我们每天为我们的妈妈们努力。

—Yvette，照顾者

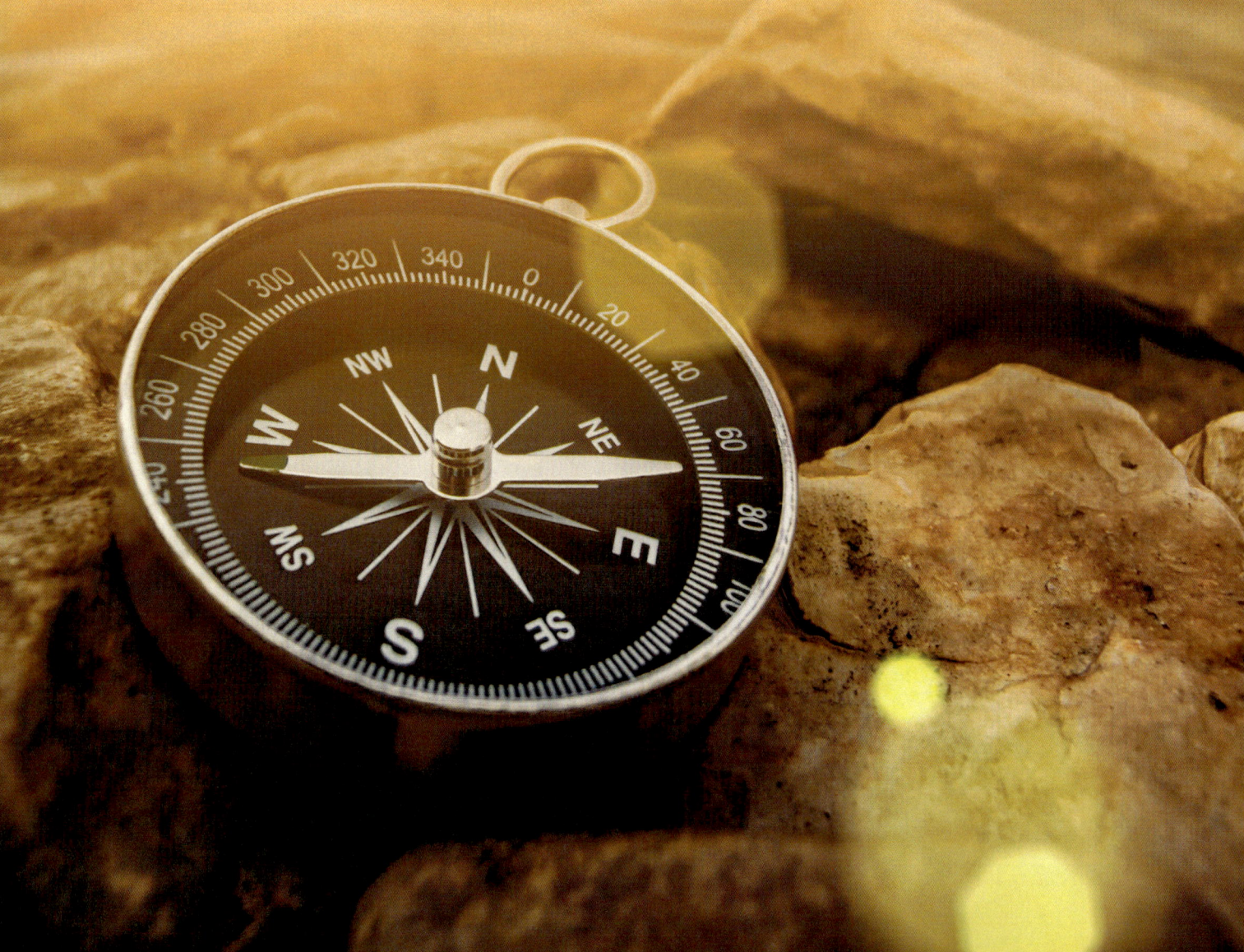

临床试验

我非常感谢基金会，感谢他们所
做的一切工作和给予我的指导。

—Robert，幸存者

临床试验

什么是临床试验？

"临床试验提供了一些方法，让您的医生可以评估与您的癌症相关的重要科学问题。在大多数情况下，问题的重点所在，是一种新药或新型治疗方法是否优于现有的治疗，或至少值得进一步的评估。"Paul Hesketh，医学博士，Lahey Clinic 医学中心。临床试验是一项研究，其中的科学问题已经通过实验室测试，目前已准备好用于人类志愿者。临床试验对发展新型肺癌治疗方法、建立缓解肺癌治疗症状的方法、以及收集用于研究的肿瘤或血液样本至关重要。这些新型治疗可能包括药物、外科手术以及控制副作用的新方法。临床试验过程由食品和药物管理局（FDA）、当地的机构审查委员会（也称为伦理委员会）、及经专门训练可对临床试验进行管理的医生进行监督。

向您的肿瘤科医生和医疗团队询问有关您正在考虑参加的临床试验的问题：

- 您希望从这个临床试验中了解到什么？
- 该实验性治疗/方法以前是否进行过研究？
- 这是第几阶段的临床试验？
- 谁会在试验期间负责我的治疗？
- 在试验期间，是否会根据我对治疗的反应而改变我的治疗？
- 有什么风险和益处？
- 试验会持续多久？
- 谁会为试验付费？
- 我的保险公司会支付治疗费用吗？
- 我会有酬劳吗？
- 我会被强迫或被要求离开试验吗？
- 我可以获知试验的结果吗？

临床试验可以被称为"科学研究"、"研究"或"试验"。管理临床试验的团队通常被称为"临床试验团队"、"研究人员"或"研究者"。不要让名字混淆您，因为他们都意味着同样的意思。

有哪些类型的临床试验可以选择？

您可能会有资格参加几种类型的临床试验。您是否符合任何一项试验的资格将基于非常具体的要求，所以重要的是，您与肿瘤科医生和研究人员讨论这些要求。临床试验可分为：

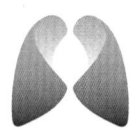

- 预防试验 - 预防试验探索可能会增加或降低肺癌发生风险的因素。
- 筛选试验 - 筛选试验开发新的更好的方法来检测癌症。
- 诊断试验 - 诊断试验开发更好的诊断癌症的试验或方法。
- 治疗试验 - 当大多数人想到临床试验时，治疗试验是他们最经常会联想到的试验方式。治疗试验评估特定的药物、放疗和新型外科技术对癌症的治疗效果。
- 支持性治疗试验 - 支持性治疗试验或生活质量试验，评估药物、放疗和新型外科技术在减少癌症症状或癌症治疗的副作用方面的效果。

什么是临床试验的分期？

新型药物若想获得食品和药物管理局（FDA）的批准用于人类，必须通过严格的测试过程。该测试过程称为临床试验，由四个不同的阶段组成，通常称为 I 期至 IV 期试验。

I 期试验是第一级试验，研究人员在试验中评估安全性、确定药物的安全用量、以及鉴定治疗可能发生的副作用。在 I 期试验之前，已经在实验室和动物中长时间地研究了治疗效果，并且已经确定可将药物应用于人类。在试验中，研究小组会在不同的时间间隔调整您所接受的治疗量，同时监测治疗的副作用。通常，仅选择 20 至 80 人参与 I 期临床试验。

在 I 期试验中证明治疗为安全后开始 II 期试验。在 II 期试验中，研究团队将使用特定的治疗或治疗组合，以确定对特定类型癌症的有效性。II 期临床试验可包括 100 至 300 人。

当发现治疗在 II 期试验中有效时，将进行 III 期试验。在此阶段，将对大量患者进行治疗测试，将标准治疗（在临床试验之外接受的治疗）与新型治疗进行比较。如果您参加 III 期临床试验，您可能会被随机分配到对照组或测试组。如果您被分配到对照组，您将接受针对您特定类型和阶段的肺癌的标准治疗。如果您被分配到测试组，您将接受新型治疗。研究小组将密切监测两组的结果，以确定哪种治疗最有效以及治疗的副作用。III 期试验包括多达 3,000 名患者。

在 FDA 批准治疗后，开始 IV 期试验。在 IV 期临床试验中，治疗将在更多的患者群体中进行。在此阶段，将收集更多信息，例如有效性、以前未曾确定的副作用、以及只能在更多参与者中才能确定的安全问题。

如何了解临床试验的目的、风险和益处？

知情同意是指在您决定是否愿意参加试验之前，了解临床试验事实的过程。为了帮助您决定是否参加试验，参与试验的医生和护士（被称为研究人员），将为您解释试验的细节。研究人员将为您提供知情同意书，其中包括试验的详细信息：试验目的、临床试验的持续时间、任何必要的程序和主要联系人。研究人员将在知情同意书中概述所有潜在风险和益处。了解所有信息后，您将决定是否签署文件。知情同意书不是合同，您可以随时退出试验。研究人员应在整个试验期间向您提供最新信息。

> "当我向患者就临床试验进行交流时，我总是会回顾参与试验的临床益处。我也会说，参加临床试验的潜在优势包括：1）参与实施一种不能从别处获得的新治疗方法; 2）为您的医生提供更多的治疗您的癌症信息; 3）帮助收集可能会有助于未来的癌症患者治疗的知识。询问您的医生是否有适用于您的临床试验。"
>
> – Paul Hesketh，医学博士，Lahey Clinic 医学中心

临床试验的潜在益处是什么？

参与临床试验可能对您有几个潜在的益处。参加试验后，您将：

- 将在确定您的"医疗保健方向"方面起到积极作用
- 在新型治疗被广泛使用之前，接受其治疗
- 在领先的医疗保健机构中接受专家医疗
- 通过您对医学研究的贡献使他人受益

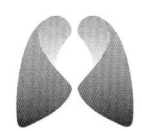

临床试验的风险是什么？

在您同意参加临床试验之前，您应该咨询您的肿瘤科医生和负责试验的医生，以确保您了解潜在风险。您应该明白，使用的治疗可能不会更好，副作用可能会比标准治疗严重。因为是新型治疗，您的医疗团队可能不了解您可能会出现的所有副作用。与非临床试验治疗方案相比，临床试验可能需要您的医疗团队和您更多的时间和注意力。额外的时间可能包括到癌症中心的行程、更多的治疗、住院和复杂的剂量要求。

我应该何时询问我的医疗团队有关参加临床试验的事宜？

1999 年进行的一项研究中，美国临床肿瘤学家协会发现，只有 3% 的成年癌症患者参与临床试验。[20]这种低水平的临床试验参与率意味着癌症治疗的进展不会较快地在他们身上实施。您参与临床试验有助于为所有癌症患者开发新型的癌症治疗。

无论在任何时候，当您面临治疗决定时，您都应该询问哪些临床试验可能适合您。临床试验不仅仅用于晚期肺癌 – 临床试验可用于所有阶段的肺癌。理想情况是，您的整个医疗团队都会与您商讨可以选择的新型治疗。例如，您的肿瘤科医生、放射科医生和外科医生可能各自获得了不同临床试验的信息。一旦获知可能适合的临床试验，您应该与整个团队讨论，他们可帮助您了解该试验对于您的特定肺癌和健康状况的益处和风险。

谁在临床试验中对我实施治疗？

当您参加临床试验时，您的医疗保健需求和治疗将由临床试验医生（可能是或不是您的肿瘤科医生）和研究人员（研究护士、研究协调员、实验室人员）实施。该团队将在您参与临床试验期间实施对您的治疗。

临床试验和研究人员由医院、研究机构、或癌症中心的机构审查委员会（IRB）监督。机构审查委员会的作用是确保试验是安全的，并得到正确的治疗。通常，您会发现，在参加临床试验时，您将获得非常高质量的治疗，这是因为在您参加试验期间，研究人员会密切监测您的状况。

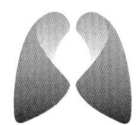

临床试验持续多久？

临床试验的持续时间根据正在进行的研究而变化。一些试验（例如组织或血液收集试验）可能只需要一次就诊。其它一些试验可能会持续几年，例如在治疗试验的情况下可能会发生这种情况。知情同意书将详细说明临床试验的持续时间，并应包括您需要看医生的频率、治疗和随访程序。

参与临床试验是您需要做出的一项承诺。尽管如此，您有权随时终止参与临床试验。如果您的临床试验医生发现治疗不安全、无效，或者如果临床试验结束（研究完成）或存在任何其它他们认为合理的原因，也可能会终止您的参与试验。在您同意参加临床试验之前，一定要了解您在临床试验中的责任。

参加临床试验的费用是多少？

临床试验是癌症治疗的一个关键部分。大多数时候，如果您参加了临床试验，测试、手术、药物、额外的医生访问以及任何与试验相关的费用将由赞助临床试验的机构或公司承担。赞助方可以是政府机构、学院或大学、医疗中心、非营利组织、制药公司或其他私人公司。

您的健康保险计划可能会说，您参与的临床试验为"实验性"或"调查性"。在这种情况下，您的保险可能不会支付常规治疗的费用，包括医生访视、住院以及您通常会接受的测试或治疗。许多州都有关于临床试验的保险承保的法律。您参加<u>之前</u>，向您的研究人员和保险公司咨询费用。

如何找到临床试验？

在印刷本指南时，在美国有超过 2500 项临床试验可供肺癌患者选择。[21]但是，并非所有的临床试验都会在您所在地区开展。临床试验可能只在一个癌症中心进行；而其它一些临床试验可能在全国数百个癌症中心进行。参与试验的癌症中心数量取决于正在研究的疾病、临床试验的分期和临床试验的复杂性。

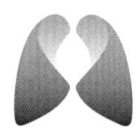

如果您有兴趣参加临床试验，有很多信息来源可供参考。两个最好的信息来源是

- 您的医疗团队（如肿瘤科医生、放射科医生、呼吸科医生等） - 询问您的医疗团队，是否此时有适合您的临床试验以及您的癌症中心提供哪些临床试验。如果您的癌症中心没有试验可供选择，请询问您的肿瘤科医生哪些试验药物或程序可能适合您。有了这些信息，您可以在政府数据库中搜索您所在地区的临床试验。
- 美国国立卫生研究院（NIH）临床试验网站 http://ClinicalTrials.gov。其它许多互联网网站含有临床试验的信息，但这些网站通常基于NIH网站的信息。这个网站列出了联邦资助和私人支持的临床试验。

NIH 临床试验列表包括全球范围内可供选择的超过 136,000 项临床试验，而不仅是在美国进行的试验。当您访问该网站时，使用您最具体的信息搜索临床试验。例如，如果您的诊断是小细胞肺癌，搜索"SCLC 在美国"。一个列表将会打开，显示出数据库中的所有研究。在列表中，您将能够了解临床试验的实施状态（完成、正在招募、尚未招募、正在进行等）。该列表包括正在测试何种病症的诊疗、以及正在测试什么样的治疗（药物、放疗等）。点击研究名称将打开一个新窗口，显示出有关该特定研究的详尽信息，包括试验预计持续时间、资格要求、如何观测结果以及试验联系人。如果您发现可能适用于您的临床试验，您必须与您的医疗团队进行讨论。[21]

临床试验搜索可能会让人非常困惑，因为结果列表可能包含数百种可能的试验。我们在此为您提供帮助 - 联系ALCF 以帮助确定您所在地区内您可能感兴趣的临床试验。

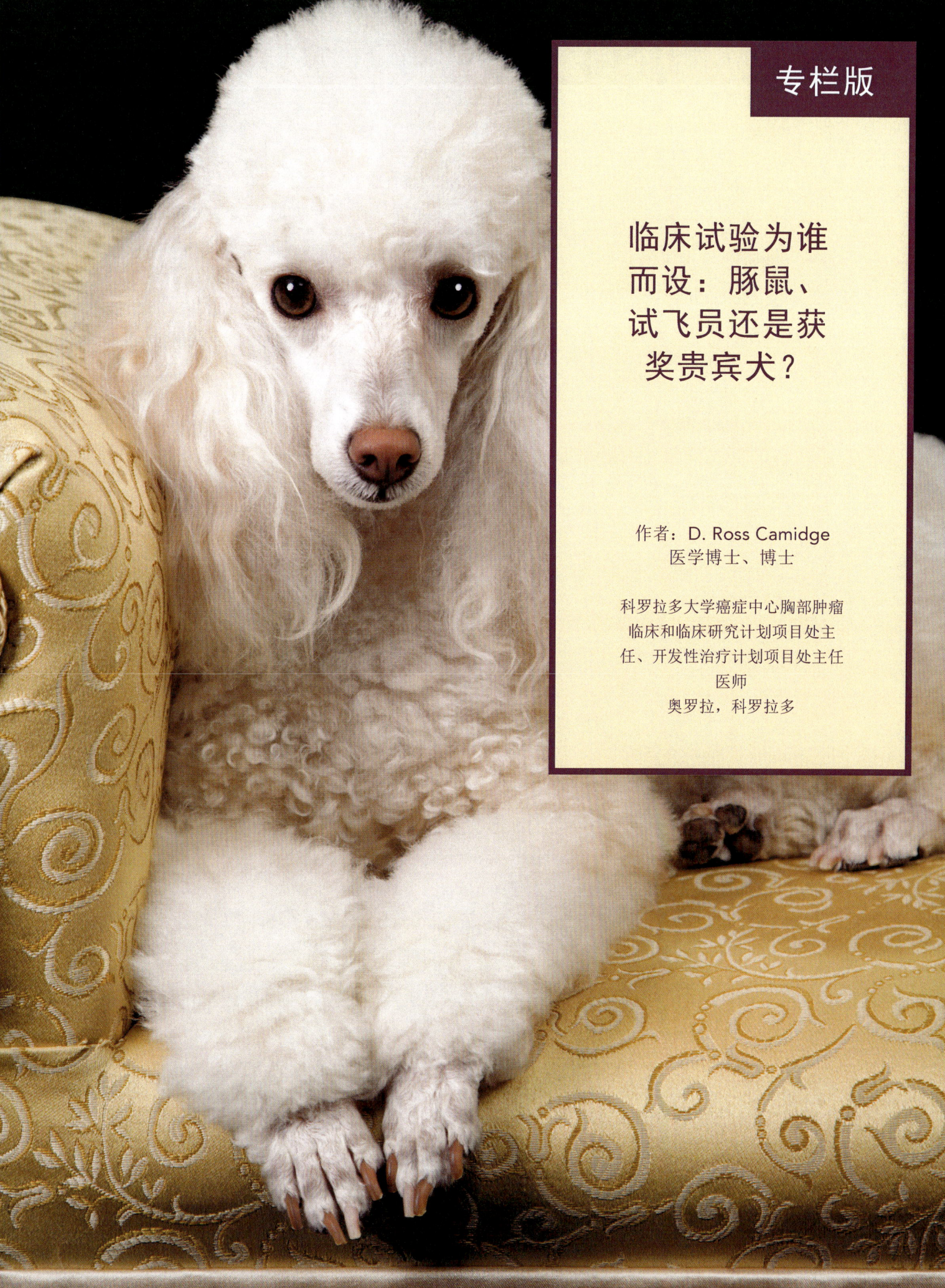

临床试验为谁而设：豚鼠、试飞员还是获奖贵宾犬？

作者：D. Ross Camidge
医学博士、博士

科罗拉多大学癌症中心胸部肿瘤临床和临床研究计划项目处主任、开发性治疗计划项目处主任
医师
奥罗拉，科罗拉多

目 录

1) 引言：

虽然每个诊断为癌症的人都希望能够得到最好的治疗，但是，我们如何知道什么是"最好的"治疗呢？

一百年前，当一个推销员站在一辆货车的后面拿起"最好的"药物，一瓶蛇油时，至少在最初，通常与他相伴随的是如何发现药物的最伟大的感人故事，或是来自那些被奇迹般治愈的人的那些最令人印象深刻（付费）的证词。可悲的是，即使在二十一世纪，我们仍然有蛇油销售员。只是，目前他们往往从互联网贩卖，不再是从货车后面。幸运的是，我们不需要依赖他们作为我们唯一的信息来源。相反，多年来已经演变出一套严格的、基于证据的方法，用于确定和证明任何获得许可的医疗产品所声称的功效 - 该程序包括患者参与的正式化临床试验。

在本文中，我意在阐明，在肿瘤学中为什么和如何实施这样的临床试验。然而，即使我们认识到从临床试验获得的客观数据的价值，这当然不等同于，我们会自动地想要成为该过程的参与者。因此，我还旨在给您一些提示，帮助您和您的家人/朋友决定，在您的癌症治疗进程中的任何阶段，您个人是否应该考虑加入一项特定的试验。

2) 从一开始就定义我们的癌症治疗术语 - 疾病分期和治疗线数：

癌症多种多样，并且形状和大小也有所不同。癌症治疗的方法涵盖从手术、放疗到药物治疗 - 无论是单独使用还是作为不同疗法的组合。当癌症还没有转移到身体非常远的部位时，可能仅转移到最近的、位于身体某区域的一组淋巴结，或根本没有转移到淋巴结，这样的癌症通常被称作早期癌症（通常包括被正式称为 I 期或 II 期的癌症）。如果转移到许多不同的淋巴结，或转移到远离癌症的淋巴结，则可将癌症称为局部晚期癌（包括大多数 III 期的疾病）。如果癌症已经转移到身体的其它器官或结构，例如肝脏、骨骼或脑，则认为癌症处于更晚的时期，通常称之为"转移"或 IV 期疾病。

123

癌症概述

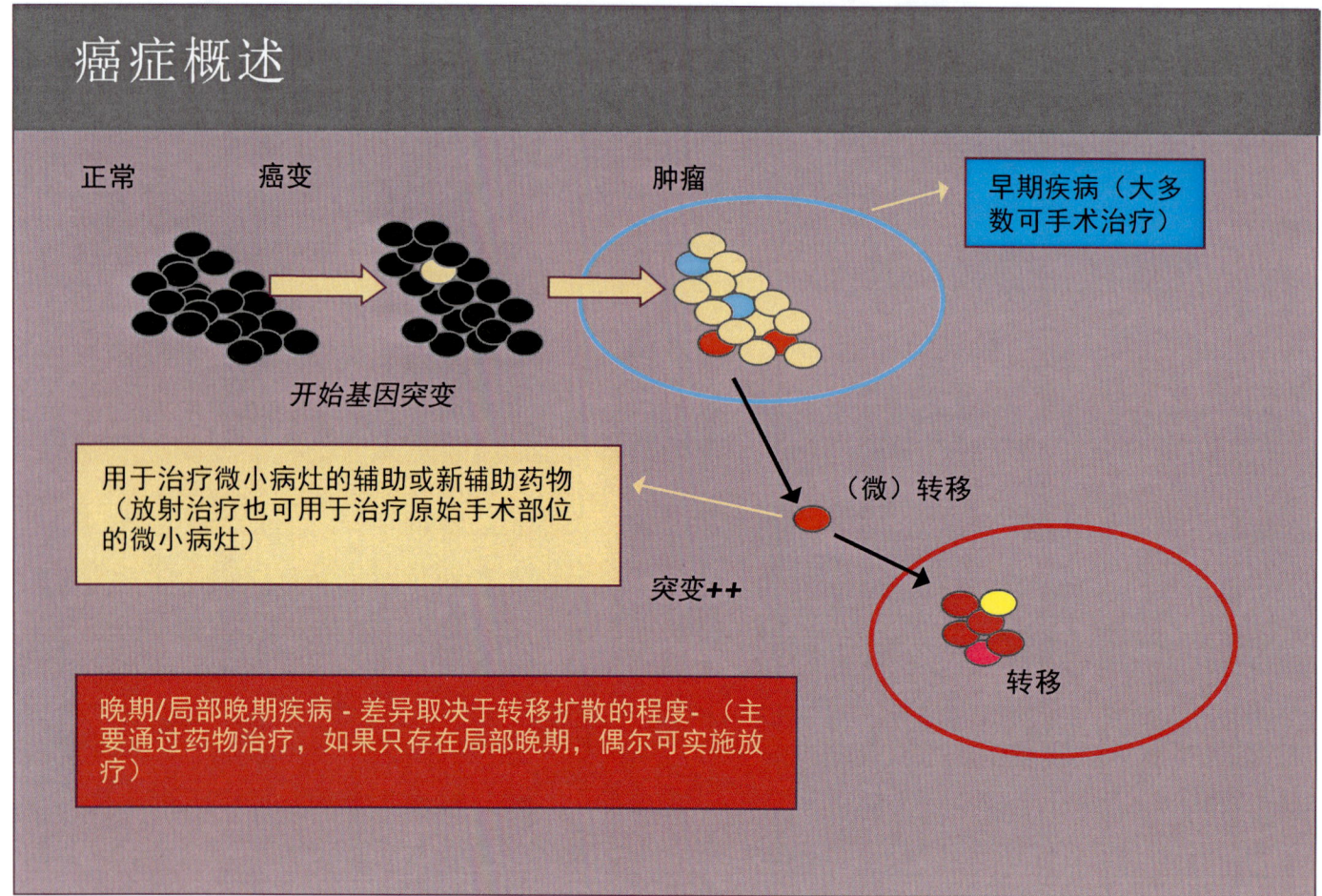

2a)早期癌症：

一般来说，早期癌症通常最容易治愈。这些癌症的确切疗法是手术，虽然高剂量放射治疗（有时称为根治性放射治疗），在某些情况下也可能显示出同样好的效果。然而，由于我们大多数人宁愿将癌症从我们体内完全清除，放疗作为早期阶段癌症手术的替代疗法，通常用于那些不适合手术或那些由于其它原因不希望手术的患者。有时在手术之前实施化疗、其它基于药物的治疗、放疗或这些治疗的任何组合。这被称为"新辅助"治疗，通常能够帮助缩小较大的癌症，以使外科手术更为容易和/或增加完全清除癌症的机会。在手术之后，作为任何新型辅助治疗的替代，或除了任何新型辅助治疗之外，还可以给予限定疗程的化疗以及有时会给予放疗（在癌症曾经发生的位置进行），以减少癌症复发的机会。这是为了治疗可能存在、但由于太小而不能在当时被检测到的微小病灶。在癌症被切除后，根据目前所有的信息，这项措施通常用于具有更高复发风险的癌症。这种"保险政策"方法称作"辅助"治疗，试图通过在术后实施额外的治疗，来尽可能增加治愈癌症的机会。

2b)局部晚期癌症：

虽然一些局部晚期癌症可以施行手术切除，但无论是否从新辅助和/或辅助治疗中获得收益，其他 III 期癌症均不能施行手术。例如，对非小细胞肺癌（最常见的严重癌症之一）就是如此，这通常是因为癌症已经扩散到胸部中间两侧的淋巴结或者锁骨后淋巴结。然而，根据癌症的特定类型和受影响的身体部位，区分 II 期（早期疾病）和 III 期（局部晚期疾病）的淋巴结的确切位置会有所不同。对于始发于骨盆的癌症（如前列腺癌或卵巢癌），确定癌症扩散程度的淋巴结完全不同于始发于胸壁的乳腺癌相关淋巴结。

尽管有例外，传统上并不对局部晚期癌症实施手术。这是因为对于局部晚期的癌症而言，不能切除所有已知的病灶，以及在身体其它部位存在隐藏的转移性病灶的风险非常高。外科医生通常不想实施最终不能治愈患者的大型手术。相反，对所有已知的疾病部位进行高剂量放疗，并辅以化疗，是目前用于大多数不能实施手术的 III 期疾病的治疗标准。在这种

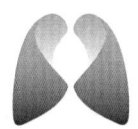

情况下，化疗既可以使放疗更为有效，也可以治疗身体其它部位的任何隐藏的微小病灶。尽管一些 III 期疾病患者可以通过这种方法治愈，但不幸的是，复发率仍然非常高。

2c) 晚期/转移性癌症：

与早期和局部晚期疾病相反，晚期或转移性疾病通常不应用手术或高剂量放疗，除非转移发生在很少的部位（所谓的"寡转移性疾病"）的罕见情况下。相反，当疾病发生在身体多个不同位置或是难以精确定位的其它区域（例如，在肺周围的液体中）时，应用可以在许多不同部位循环的药物（例如化疗）是主要的治疗方法。这种情况下的治疗通常不认为是治愈性的；而是作为控制癌症的手段。在此情况下的控制意味着几件不同的含义。例如，减缓癌症的进展或减少体内癌症的数量，例如缩小扫描所见的任何肿瘤的大小。如果症状存在于治疗开始时，控制也可以意味着症状的改善。这也可能意味着疾病自然演变史的改变，以延长患不可治愈的严重癌症的患者寿命。这有时可能很难被理解为治疗目标。如果您不能治愈我，- 为什么还要治疗呢？您是否在作无用功呢？对于这两个重要问题，存在两个答案。第一个答案是纯粹务实的答案 - 如果您患有癌症症状，而治疗可对此作出改善，或推迟疾病的进展，无论您还留有多少生存时间，治疗都会提高生存质量。然而，可能存在与抗癌治疗相关的副作用，因此，总是需要权衡副作用的严重性、持续时间、以及与治疗疾病相关的症状。对症治疗并不解决病根，例如可根据需要应用止痛剂、氧气、抗恶心药物等进行治疗，这或可作为治疗计划的一部分，也可以是整个治疗计划本身。如果您不能治愈癌症，又为什么对所患癌症进行治疗？第二个答案，更具哲学意味，我们每个人可能有不同的反应。对我而言，我倾向于考虑一些不同的事情，包括：

- 许多可潜在缩短生命的严重疾病不可治愈，但我们仍然对其实施治疗，以最大限度地提高实际和潜在的生活质量和生存时间，例如 HIV、糖尿病，心脏病、哮喘或 COPD （慢性阻塞性肺病）。将癌症与其它改变生命的严重疾病（如 HIV、严重的心脏病或重度 COPD）做出比较似乎相当合理。然而，对某些癌症亚型，将它们视为类似于哮喘和糖尿病的疾病，这在未来几年内是可能实现的目标。

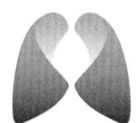

- 在最坏的情况下 - 如果疾病将在相对较短的时间内结束我的生命 - 如果治疗可能增加我达到特定目标的机会、或我想在特定日期看到或参与某事件（比如婚礼、圣诞节或家庭聚会）的机会，或只是能够给我时间来安排我的事务，我就会考虑治疗。

大多数晚期癌症的治疗不是治愈，而是试图控制疾病。即使可以实现控制，对疾病的控制也不会持续到永远。相反，通常应用一线、二线、三线等多个不同的治疗线数方案。每种治疗可能会或不会控制疾病，并且每种治疗产生的疾病控制程度和持续时间也可存在极大的差异。

因此，用于晚期癌症治疗的特征在于反复三向决策点，作为患者，您发现自己在每一个新的治疗线数方案之间徘徊：（1）只治疗症状，（2）治疗症状并实施标准抗癌治疗，还是（3）治疗症状并在临床试验中实施抗癌治疗（图1）。三个途径中哪一个对您最有吸引力或最适用于您，对这两点的答案不同。每次的答案将取决于您自己的健康、心理状态、以及特定的治疗线数/时间点，可提供的抗癌治疗的副作用、方便程度和治愈几率的详细情况。

晚期癌症的反复 3 向决策点：

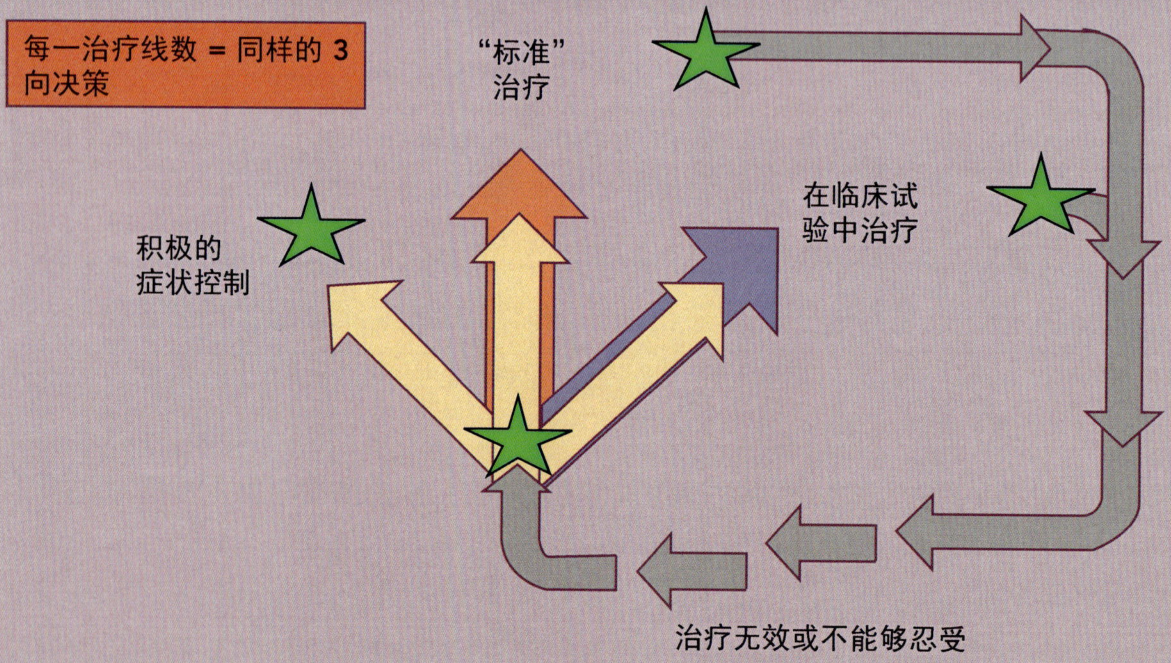

每一治疗线数 = 同样的 3 向决策

"标准"治疗

在临床试验中治疗

积极的症状控制

治疗无效或不能够忍受

NB 积极控制症状可能是一个独立的治疗决定，或是"标准的"或基于临床试验的抗癌治疗的一部分

3) 临床试验 - 概述：

假设此时您不是试验的参与者，而只是试验数据的阅读者。临床试验为我们所有人建立了一种方法，以确定一种最佳治疗，以用于某种癌症的特定病情、特定的指征以及任意的特定时间点；确定早期、局部晚期或转移情况下的最佳治疗；一线、二线和三线治疗对转移性疾病的最佳治疗方法，等等。这些治疗方法是基于良好证据、没有偏见、通过高度监管的多步骤流程。它旨在将决策置于客观水平，高于那些只是想要向我们贩卖东西的人的噱头，或者那些只是凭直觉就告诉我们是对还是错的奇思异想。

但是…在处理癌症诊断的过程中，当您的医生提议您可以参与临床试验时，可能给您带来巨大压力：

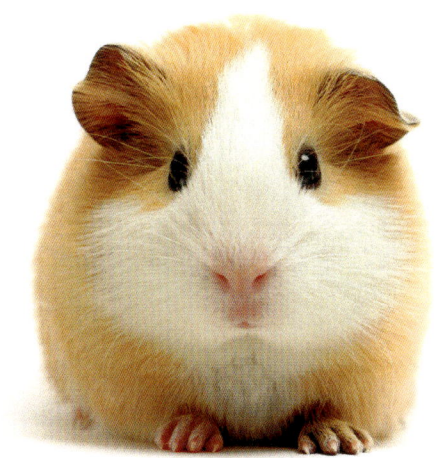

- 我不明白这一点 - 需要思考的问题太多。
- 如果这是一个愚蠢的想法，我该如何辨别？
- 我不想让我的医生/我的家人为我的决定难过
- 我不想成为一只试验豚鼠。
- 如果我得到安慰剂治疗（假治疗）怎么办？
- 副作用是什么？
- 谁会支付费用？

豚鼠？

因此，让我们更详细地考量临床试验 - 它们是什么，以及需要注意什么。

4) 临床试验适用于怎样的情形？

大多数癌症的临床试验是针对晚期疾病的试验，作为某特定治疗线数的治疗选项。也存在针对早期和局部晚期疾病的临床试验，但更为罕见，通常为大型的 III 期研究（见下文）。这是因为在这些情况下，治愈被认为是更为现实的可能性，因此通常在任何人试图改变潜在的治疗标准方法之前，必须有大量的证据支持任何新药物或其它治疗的变更。

虽然可对涉及治疗的任何方面（从诊断测试、手术、放射疗法、对症治疗到咨询）进行试验，但大多数抗癌临床试验涉及新药的开发和整合。因此，为简单起见，从此开始，文章内的阐述只会涉及抗癌**药物**试验。临床药物试验可以是：

- *本身为一种新型治疗药物。*
- *加入到标准治疗中的一种新型治疗药物。*
- *与单独的标准治疗（随机研究）**相比**，新型治疗可单独应用，或加入到标准治疗中。*

随机研究可以是开放标签研究，即您知道哪些可用的治疗正在与您正接受的治疗进行比较 - 或它也可能是"盲法"研究。"盲法"研究是一项设有"安慰剂对照"的研究，即您可能接受一种假治疗或是接受新型治疗，两种治疗单独应用或将之加入到标准治疗中 - 但是您，可能还有您的医生，都不知道您接受的是两个组中哪一组的治疗（尽管代码将在稍后的日期向研究组织者揭晓）。同样重要且需要指出的是，有时在将某种治疗与"标准治疗"相比较时，该标准治疗实际上可能只是积极控制症状，即在该特定病情下，没有针对该疾病进行标准抗癌治疗。

5) 我有资格参加临床试验吗？

一般而言，关注一项您不适合（条件不符）的临床研究是毫无意义的。大多数试验是在寻找特定问题的答案，并没有太多放宽它们的特定资格规则的空间。因此，在向您提及任何具体的试验之前，您的医生应该至少确定，您有可能符合资格，这样您和您的医生就不会浪费时间和精力来考虑永远都不会选择参与的那些试验。每个试验都有相关的具体入选和排除标准，您的医生可以提前查看，来判断您是否有可能符合资格。虽然有时很容易立即确定有资格或没有资格参加试验，例如，如果您患有结肠癌，您将不符合仅为乳腺癌患者设计的研究，或者如果您患有早期疾病，您将不符合旨在针对晚期疾病的研究，等等。除非已有关于您的更多的信息或测试结果，人们未能获得临床试验资格的其它原因可能并不明显。导致癌症患者无法参加临床试验的三个最常见的原因是，不适当的治疗线数、参与适应性不足，以及在较少情况下发生的，不适宜的保险承保范围。让我们依次阐述：

5a) 治疗线数：治疗线是一个完整的疗程，通常包括多种不同的重复用药（周期），用于晚期癌症的特定药物或药物组合。每一种试图控制癌症的新药或一组药物都是治疗线所使用的药物，按顺序编号为：一线、二线、三线等。再次使用非小细胞肺癌作为实例，联合应用六个周期卡铂和紫杉醇是常见的一线治疗方法（两种药物一起作为第一线治疗方案）。之后当癌症开始再次生长时，可能会开始实施多个周期的培美曲塞治疗（二线治疗），然后可能在培美曲塞无法控制癌症时使用Erlotinib（Tarceva）片剂（三线治疗）。用于不同癌症的特定药物和使用周期将有所不同，但是，用来控制癌症的每种新药物方案的命名原则相同，按顺序标记"治疗线"（"防御线"）数。值得注意的是，在不同患者中，相同的药物可能是不同治疗线的一部分。例如，Smith 先生使用培美曲塞和卡铂作为他的一线治疗，而不是使用紫杉醇，而 Jones 先生在联合应用卡铂和紫杉醇组合**之后**，才接受培美曲塞治疗，在这种情况下培美曲塞是他的二线治疗。

不是所有的临床试验都是以相同的方式定义，但是大多数 II 期和 III 期研究仅限于对某特定治疗线的观察，即如果您之前使用过两种不同的治疗，而不是三种治疗，那您才会符合参加资格，或之前用过一种治疗，而不是两种治疗，才会符合资格，等等。I 期研究（见下文）是一

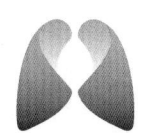

个值得注意的例外，无论患者之前应用过多少线的疗程，通常会对他们开放。不同研究之间的争议领域包括（a）是否需要将先前应用过的**任何**药物纳入计算，包括因为副作用、或过敏反应而在早期就被停用的治疗，或者是否必须通过扫描显示治疗对癌症不起作用，即尽管正在进行治疗，但癌症仍在生长的情况，（b）如果您后来复发为更晚期的疾病，是否需要将早期癌症手术时实施的任何治疗（辅助或新辅助治疗）纳入计算，以及（c）是否所有药物都同等地纳入计算，或是否仅将化疗纳入计算，而所谓的"靶向治疗"，例如埃罗替尼（Tarceva），则以某种不同的方式"纳入计算"。最后一点的背后原因是，当癌症开始对一种类型的化疗产生耐药时，可能存在溢出效应，使得它们对其它化疗也会产生部分耐受（这就是为什么对于在特定情形中应用的任何新药，治疗线被认为是用于公平比较各种药物的重要因素）。然而，对化疗的"交叉耐药"可能不会影响到以非常不同的方式起作用的药物，例如高度靶向的治疗，其中是否存在特定的分子因子可能是决定药物是否具有活性的更重要的因素，因此，先前应用化疗的治疗线可能是影响这些类型药物的活性的不太重要的变量。

5b) 适合参与： 在某种程度上，临床试验的所有参与者都表现得像是试飞员 - 对新型药物或药物组合进行全面测试，以发现药物在哪些方面做得好，是否具有抗癌活性，以及在哪些方面做得不够好，是否具有副作用或与治疗相关的"毒性"。由于尝试新药的人数会随着时间的推移而变化，就像真实世界中的试飞员一样，只允许您最好的和最适合的试飞员尝试对飞机进行最重要的试验。在临床试验的世界中，这意味着需要设置一些健康基准，出于安全性考虑，患者需要达到基准才有资格参加特定的研究，如果发生意外的重度或严重的副作用时，患者会有更多的机会康复。对于 I 期研究，健康要求通常最高，对于 III 期研究最低，因为这时，与新药有关的知识和信心已随时间的推移而增加。"参与的适合性"不一定意味着体格适合，尽管患者的总体"表现状态"是一个被考虑的因素，这通常意味着您的肾脏和肝脏工作正常，或者您没有应用很可能会与研究药物相互作用的药物，或者您不存在可增加药物副作用风险的特定风险因素，例如最近的心脏病发作或中风。有趣的是，对某些最新的靶向药物的"参与的适合性"，也可能意味着测试您存储在某实验室的癌症原始活检组织，以查看您的癌症是否表达一种标记物，这种标记物使您更有可能会对新药物作出反应，或至少会减少您产生耐药的机会，这些分子测试有时被称为"预测性生物标记物"。也许最令人沮丧的事情是，为了有资格参加特定的临床研究，患者必须接受检测，而其中的一些障碍不在个人的掌控之中。可根据一项简单的血液测试判定您不符合参加资格，即便您当时可能感觉自己是个超人或女超人。虽然偶尔，至少从临床试验者的角度来看，一些研究的规定太过谨慎，但一般而言，这些列出的大多数的规则的意图，是最大限度地保护患者，免于发生与参加特定研究相关的过度风险。

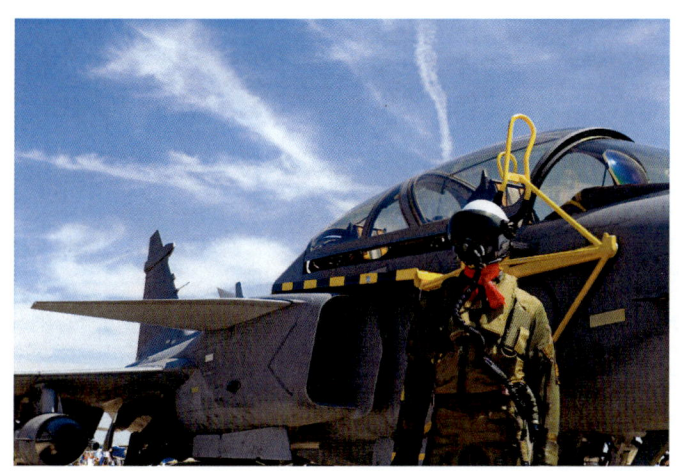
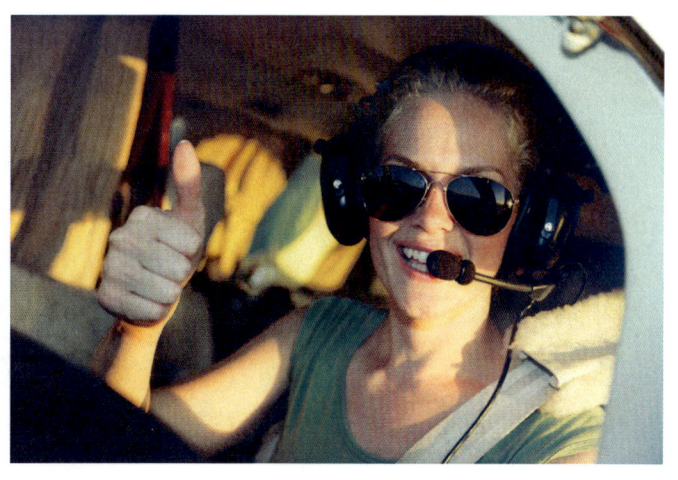

5c) 保险承保： 有许多不同的试验，不同的试验赞助商和不同的保险计划。然而，一般来说，与大多数临床试验相关的费用支付往往遵循相同的基本原则。首先，如果试验包括标准治疗 - 例如，以下收费将由您的保险支付：应用任何实验药物之外的标准化疗药物，或以标准化疗药物作为替代、常规医生访视、或常规扫描以评估治疗是否有效。如果您通常对这些项目有共付额，那么这些就不会改变。对于与研究相关的"额外"项目（例如，研究性血液测试或研究扫描、任何实验性药物，甚至是到诊所的任何额外就诊），通常这些收费都不会记入您的保险，而是由研究的赞助者承担（通常是制药公司、学术个人或机构，他们获得政府或其它资助研究的组织（如某些慈善机构）的资助）。一些保险计划不会覆盖临床试验的任何项目。然而，这有例外，而不是规则。如果发生了这样的事情，有时您的医生可以向您的保险公司做出解释，有时则不能。由于我们在谈论成本问题，需要提出的一个问题是，如果您因为与研究直接相关的事件，需要紧急治疗（例如，额外的医生访视，以控制副作用，甚至因为这些副作用很严重，而入院治疗），那应将这种治疗视为标准治疗呢，还是应作为研究特别费用。另一点要澄清的是，如果您继续使用研究药物时获得益处，您仍然能够免费使用这种药物，即使这种药物最终已获得许可，而其它人开始应用药物时，则需要为此付费。

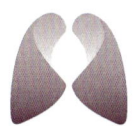

6) 临床试验涉及哪些内容？

参与临床试验在不同阶段会涉及不同的事情。起初，它会让您有一些额外的压力 - 您会通过筛选测试吗？与标准治疗相比，通常临床试验的副作用和疗效存在更多的未知数 - 对参加研究的潜在益处的回报而言，这些风险是可以接受的吗？您是否可以接受任何额外的访视，或需要为参加测试而付出额外时间？

为了帮助您做出这些决定，所有临床试验都包括向潜在参与者展示详细的"同意书"，书中概述了目前已知的实验治疗和任何替代治疗的信息。它还描述了参加研究可能涉及的内容，您有机会阅读同意书，并提出您的任何问题，然后再决定您是否想进一步采取这些措施。

"知情同意"的概念，即预先给您提供尽可能多的信息，以帮助您决定您是否同意参加该特定试验的筛选，这是所有现代临床试验的核心。任何特定新药的可用信息量将基于研究是 I 期、II 期还是 III 期而有所不同。越是后期的研究，对药物了解就越多。这并不一定意味着药物是更好或更坏，只是随着时间的推移以及已有更多人接受了治疗，药物的"已知"和"未知"的信息数量发生了变化。

另一核心概念是，您可以在任何时候撤回同意书。签署同意书并不会强迫您做任何事情 - 您可以随时改变主意。唯一的后果是，如果您撤回同意书，您将退出研究，并退出全部或部分的与之相关的实验治疗。大多数研究团队试图提高灵活性，我们都必须生活在现实世界中，有时候您可能会在某特定的日期无法赴约，但一般来说，一个预期的共同协议是，尽量遵守试验涉及的项目。如果您开始过多地损害研究的本质，研究者也有权让您退出研究。

在您通过所有筛选测试并加入一项研究后，需要您和研究人员（护士、执业护师、研究协调员（有时称为 CRAs-临床研究助理和医生））建立起双向沟通的良好关系。这包括您同意报告任何副作用、任何改善，可能需要记录您是否错过服用任何剂量的药片等，并将这些回馈给研究团队，就像试飞员会就新飞机的操作情况，频繁地与控制塔进行无线电联络。

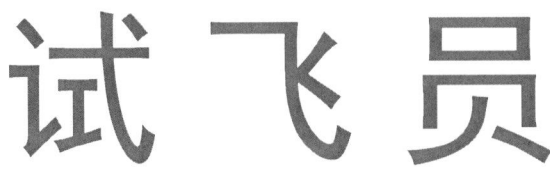

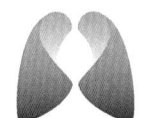

7) 参加临床试验的潜在优势是什么？

一般来说，参加试验有三个主要优点：

1. 新知识的发展可能会有助于在将来，其它人了解什么是治疗他们疾病的最佳治疗选择。
2. 研究中的个体可获得在目前的临床研究之外无法获得的更好（更有效或毒性更小）的新型治疗。然而，重要的是要记住，新的治疗可能不会比已有的治疗更好（否则我们就不需要做试验来证明它）。同样重要的是要记住，如果您正在考虑加入一个随机研究（见下文），您可能最终接受的是与您不参加研究时一样的标准治疗，而根本不是接受新型治疗。
3. 对于正在进行的临床研究，您需要与专注于您治疗的专家团队建立起密切的关系，这可能会带来许多总体性的健康好处，例如有更多的指定联系人对您提供帮助或建议，或比标准医疗更早地发现其它病症、症状或副作用，并对此采取措施。因此，我清楚地记得一位试验参与者评论说，在她的临床试验中，她根本没有像试验豚鼠一样的感觉，而更像是一只获奖贵宾犬，有她自己的随从全力照顾，并确保一切都能得到尽可能最好的结果。

获奖贵宾犬

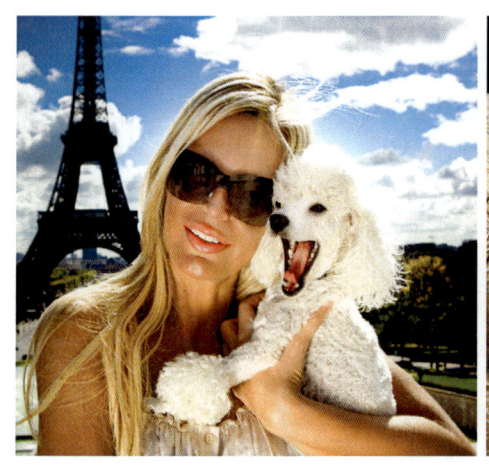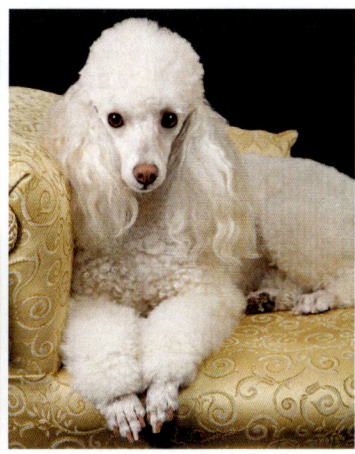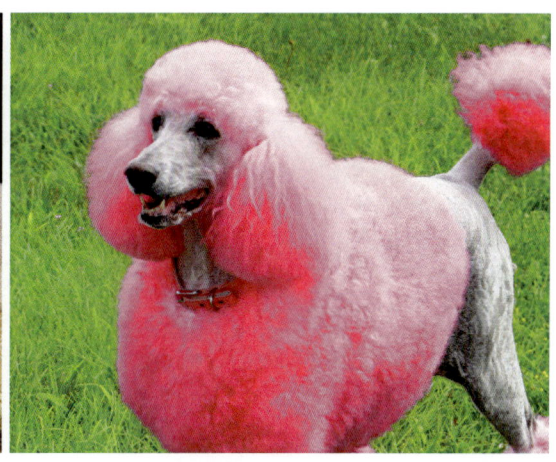

8)我如何知道某一特定的试验是否为一个愚蠢的主意？

尽管存在许多其他原因，但我们中的大多数人仍然会考虑参与一项临床研究，以获得尝试一种**新疗法（药物）**的机会。那么我们如何知道新疗法是否更好？当您不是一名医生或分子生物学家，您如何知道这个试验是否正在测试一个有前景的疗法，而不只是一个疯狂的想法，在浪费您的时间？

首先，我们应该放心，在美国和大多数其它发达国家的所有临床试验都受到非常仔细的监管。自纳粹的纽伦堡试验以来，已经达成关于如何进行临床试验的国际共识。国际准则（例如，"赫尔辛基宣言"中的国际准则）会经常更新，并期待所有人的遵守。对于个体试验，当试验的书面文件已完成，并在任何患者纳入研究之前，它必须由一系列的地方委员会批准，这通常涉及到某种科学考核以及某些伦理审查，以确认试验具有意义并符合国际准则。如果它涉及新药，那么它也必须包括在美国食品和药物管理局（FDA）注册的研究新药（IND）列表中。所以，对于临床试验的疯狂想法，理论上无法影响到您。

但是，向您的医生询问有关特定试验的两个问题仍然至关重要

1. 对这种新治疗了解多少？
2. 如果我不参加这项研究，我的其它选择是什么？

重要的是，您了解这些简单问题的答案，这有助于您决定是否要参与某个特定条件下的临床试验。让我们依次回答这些问题：

8a) 有关该项治疗我们已经知道些什么？ - I、II 和 III 期

对于一项研究应该被标记为 I 期、II 期或是 III 期，存在很多争论。而实际情况是，这并不是一件大事。研究阶段所能告诉您的，只是我们对于这种药物的了解程度、密集访视过程中所检测的内容、以及某药物成为一项随机研究药物的可能性，而它本身并不告诉您药物是否比任何其它药物更好或更差。在专家的帮助下，您可从任何阶段的临床试验中获得适用于您的药物。

i) I 期研究：

所有药物，当它们首次应用于人类时，都必须研究其在单独应用、或与其它药物联合应用时的正确使用剂量。这些确定正确剂量的研究被称为 I 期研究。因为 I 期研究是在一种新药的早期试验中进行，它比后期研究存在更多的未知数，因此根据定义，I 期研究是最具试验性的研究。I 期研究倾向于对任何治疗线中任何类型的晚期癌症患者开放。传统上，他们是那些已经用尽大多数甚至所有标准治疗的人。然而近年来，由于已经开发了对某些癌症可能具有特定前景的特异性靶向药物，在一些情况下，对于新药物、或针对新药物联合已确立的一线治疗的 I 期研究，可以考虑更早期地用于一些癌症患者。

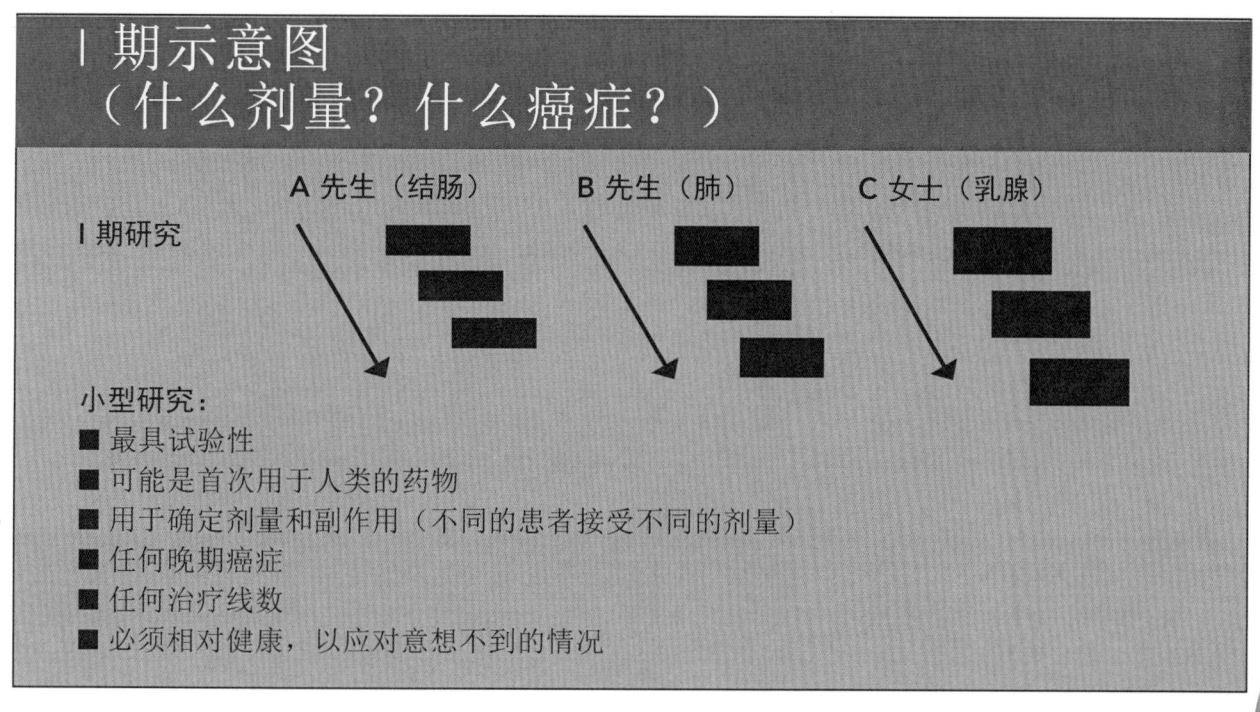

I 期示意图
（什么剂量？什么癌症？）

A 先生（结肠）　　B 先生（肺）　　C 女士（乳腺）

I 期研究

小型研究：
- 最具试验性
- 可能是首次用于人类的药物
- 用于确定剂量和副作用（不同的患者接受不同的剂量）
- 任何晚期癌症
- 任何治疗线数
- 必须相对健康，以应对意想不到的情况

由于I期研究旨在确定新药的施用剂量，因此早期参与研究的患者，被施予的新药剂量较小，而随后参与研究的参与者，被施予的新药剂量逐渐增大。在一般情况下，每一组新的参与者进入研究小组时，药物的剂量均会增加，除非某些患者个人倾向于坚持初始剂量。有些人担心，如果他们应用最初的几个低剂量水平，他们能否获得有效剂量的药物。另一方面，如果您应用最后几个高剂量水平，可能会担心是否会应用太多药物而产生副作用。没有一个简单的回答可以消除参与者的这些担忧。然而，重要的是需要指出，一些最新研发出的药物只需施用较低的剂量即可发挥疗效，而施用的剂量低于可导致不良反应的剂量。此外，要记住，研究中每时每刻都应非常小心地监测不良反应，并最终选择一个可以容忍的剂量来进行其他研究，而不是一个令人无法忍受的剂量。参加I期研究时，参与者必须相当健康，以应对意想不到的事件。此外，I期研究的特定访视和测试的数量也往往多于任何其它阶段的临床研究。一般来说，观察和测试在研究开始时更加密集。然后，经过大约一个月的研究后，观察和测试变得不那么频繁，因为很明显，此时您可以很好地耐受治疗了。出于安全考虑，在一定数量的患者开始应用特定剂量后，通常会有一段观察期（约 3 周），在此期间他们接受治疗，但没有其它患者会加入到研究中，直到可以清楚地表明，某特定剂量水平是可耐受的。所有临床研究阶段的患者都应进行常规扫描或其它评估，以确保他们的疾病正得到控制或对治疗有疗效反应。如果药物不对您产生效果，或者您不能耐受药物，通常您会离开研究，回到上面概括的三向决策点，决定下一步您应该如何做。

I 期样本（A 女士）

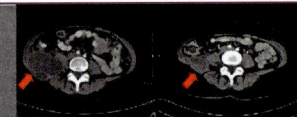

- 晚期肉瘤
- 已经用尽常规化疗
- 加入 UCCC I 期试验
- 首次尝试应用实验药物的 50 个人中的一员
- 第一个月中每星期看医生，现在每几个月看医生
- 可能的副作用：间歇性疲劳；之前进行放疗的部位发炎
- 活性：肿瘤缓慢地缩小，截至现在，疾病控制的疗效已保持了将近 2 年。

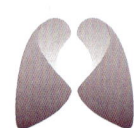

ii) II 期研究

一旦 I 期研究结束，会根据 I 期研究结果所确定的药物适宜剂量，在一系列 II 期研究中探索该剂量对不同癌症的活性。值得注意的是，如果您在 I 期研究时开始使用药物，而且该药物仍然对您发挥作用，您将继续停留在 I 期研究中。因为这是该药物要开始一项新的研究，而不是您。在 II 期研究中，通常所有患者接受相同剂量的药物，并且由于对药物的副作用和耐受性已有更多了解，适合参加试验的要求倾向于更为宽松，并且研究特定访视和测试的数量也会减少。然而，这个时候，药物的制造商开始申请药物的特定许可证，因此 II 期研究通常会对肿瘤类型（可能有几个平行的 II 期研究，每个研究针对不同的肿瘤类型）和治疗线数（通常是一线、二线或三线治疗，但不超过三线）做出限定。

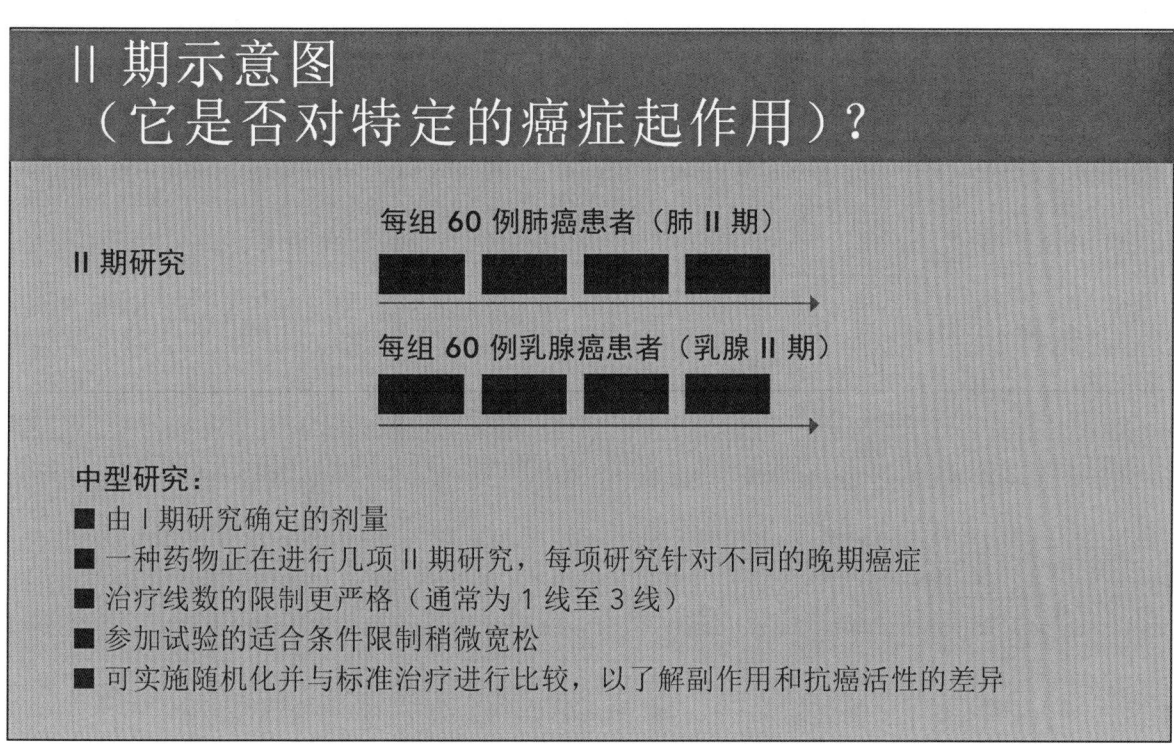

II 期示意图
（它是否对特定的癌症起作用）？

II 期研究

每组 60 例肺癌患者（肺 II 期）

每组 60 例乳腺癌患者（乳腺 II 期）

中型研究：
- 由 I 期研究确定的剂量
- 一种药物正在进行几项 II 期研究，每项研究针对不同的晚期癌症
- 治疗线数的限制更严格（通常为 1 线至 3 线）
- 参加试验的适合条件限制稍微宽松
- 可实施随机化并与标准治疗进行比较，以了解副作用和抗癌活性的差异

II 期研究可为随机研究（见下文），比较相同药物的两种不同剂量，或比较不同治疗方案，或首次观察新治疗与一些标准治疗的比较结果。然而，虽然随机化变得更为普遍，但大多数 II 期研究仍然没有进行随机化。相反，大多数随机化研究是 III 期研究。

II 期研究样本（B 女士）

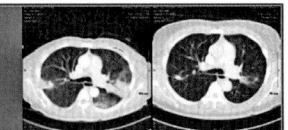

- 晚期肺癌对一项治疗有疗效反应，但随后再次生长
- II 期研究考察在肺癌治疗中有前景的新型片剂药物（二线治疗）
- 剂量由之前的 I 期研究确定
- 副作用：皮疹和腹泻
- 活性：扫描显示出显著的改善，脱离吸氧，迄今为止，疾病已有 2 年得到良好控制

iii) III 期研究：

一旦药物（a）已在 I 期研究中确定了剂量，以及（b）从 II 期研究中获得了可能起作用的肿瘤类型的一些信息，为了从 FDA 获得许可，通常必须显示试验药物至少与已经存在的、可用于治疗的特定癌症药物一样好或更好。这种大型比较研究，几乎总是进行随机化，并与目前的一些标准治疗进行比较，这些研究称为 III 期研究。

III 期研究示意图
（它比我们已有的治疗更好地发挥作用吗？）

III 期研究
（随机化）

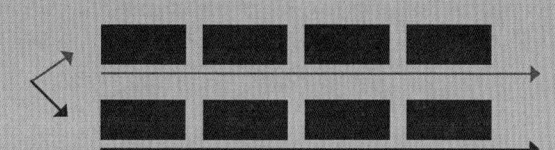

每组 100 例乳腺癌患者，对标准治疗与新型治疗进行比较

非常大型的研究：
- 为药物确定一个 FDA 批准的特定适应症
- 治疗线数的限制非常严格（通常为 1 线至 2 线）
- 参加试验的适合条件限制更为宽松
- 总是随机与标准治疗相比

由于这可能是药物获得上市批准之前的最后一步，III 期研究在肿瘤类型和治疗线数方面是最严格的。尽管，由于他们试图开发适用于更广泛人群的药物，并从早期的研究开始已增加了对新药的认识，但他们可能会在参加试验的适合条件方面放宽限制。除了非常顶级的测飞员，普通的飞行员，都可能有资格参加。

III 期研究样本

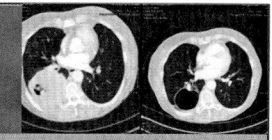

- 晚期肺癌的一线治疗
- 单用标准化疗或联合应用 Bevacizumab（"Avastin"）- 影响血管
- 随机研究
- 副作用 - 1-2% 的患者接受 bevacizumab 治疗时发生严重出血
- 但将 bevacizumab 加入到治疗中可提高总体生存率
- 总体益处大于风险，新型许可药物/新的标准治疗！

一般来说，如果您处于晚期癌症的一线或二线治疗中，应主要考虑 II 期或 III 期研究。如果您处于三线或以上的治疗中，大多数情况下将只有 I 期研究向您开放。然而，如前所述，研究的分期实际上只告诉您对有关药物的了解程度，以及调查/额外的访视/额外的测试的密集程度，和/或该研究作为随机研究的可能性。研究的分期并不告诉您药物是否会有效，专家医生可能会在任何期的研究中找出最好的药物。在研究中心进行治疗，那里的医生掌握有关您的疾病的专业知识，以及大量的可供您选择的研究，可选出适用于您每一治疗线数的最佳药物，因此这是一个的非常值得考虑的事情。如果您有途径、保险、适合条件和/或愿意出门，这里有一个大的临床试验列表，通过使用搜索引擎，可让您锁定某特定肿瘤类型和治疗线数，查询网址为 **www.clinicaltrials.gov**。您的医生**不会**知道在全国各地进行的每一项试验，所以完全可以利用您自己的时间做一些搜索，并询问您的医生对不同研究的意见。然而，除非找到一个真正的治疗突破点，并且该治疗仅有临床试验能提供，否则大多数人不会到太远的地方参与临床试验，特别是如果他们考虑到需要远行、并且参加的试验有可能只是一个随机试验时，他们最终接受的是，在距离他们的家更近的医院，接受完全相同的治疗。

I-III 期试验 - 它们重要吗？

告诉您：

- 数据水平
- 额外的研究测试的机会
- 随机化的可能性

它并**不**告诉您：

- 它是否对您/不对您产生效果
- 您是否会产生副作用，以及副作用是什么

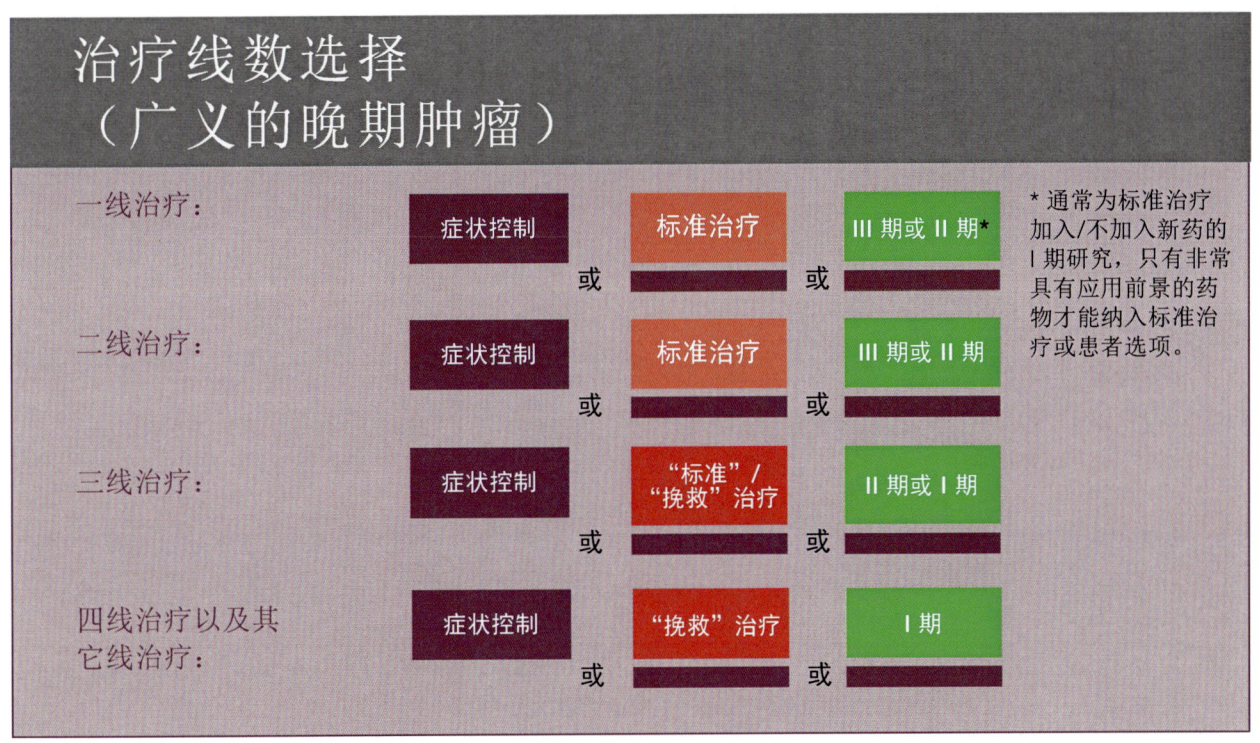

在上图中，"挽救"治疗通常意味着可以提供其它类型的"传统"化疗，但它可能还未正式获得批准用于治疗您的特定癌症。有时，在癌症的护甲中仍然存在着"缝隙"，这些传统化疗的不同变体可以利用这些"缝隙"来对抗癌症。然而，有时癌症对许多不同的化疗药物产生交叉抗药性，使得在提高传统的挽救化疗的治疗线数时，开始显示出"收益递减"规律。我自己的观点是，有时，在您开始寻求传统药物的时候，您至少应该在临床试验中体验一下新的治疗方案。在您参与临床试验后，您仍可以考虑使用传统药物，但如果您同时接受多种化疗，则有可能会被一些临床试验排除在外，而当您按自己的方式进行这些挽救治疗时，您参与临床试验的"适合性"会更低。

8b) 如果我不参加这项研究，我的其它选择是什么？如果这是一项随机研究，我会被随机分入哪一组？

仔细考虑临床研究是什么，知情同意书意味着什么，以及您是否可能符合一项研究的参加资格，最重要的问题是，如果您不参加这项研究，您的其它选择是什么。在某种程度上，这是在帮助您最终决定是否参加研究 - 如果您不参加研究，您需要进行多少次访视和测试，如果您参加研究，您是否会错过标准治疗，等等。然而，提出这个问题的最重要的原因是，这是一项随机研究。最重要的是，随机化 - 电脑投掷硬币，并确定在两个或更多不同的治疗方法中，您最终会接受哪一个疗法，这是患者在考虑是否要参与临床试验时感到的最大压力。当试验为一项安慰剂对照研究时，即您可能会接受假治疗而不是真正的治疗时，压力会进一步提高。

那么为什么要进行随机化研究呢？简单的答案是，它是唯一的可以确定一种新型治疗是否有效的方法。在应用某特定治疗后，即使只是应用了一个糖片，有时我们的头脑会让我们感觉更好了（或有时更糟糕），这就是人们谈论的"安慰剂效应"。所以，如果您想向 FDA 证明，您使用的药物实际上是有效的，您必须最终进行一个公平比较，就像百事可乐和可口可乐的挑战。安慰剂（可以是假药片或假注射剂）有时用于区分一种片剂或注射剂的药物效应与副作用，并尽量降低患者如未分到合适的组别时，想要撤回同意书并退出随机研究的风险。虽然随机化和安慰剂的可能性可让人产生压力，但它们都在发挥作用，帮助我们确定下一项真正有效的最好的疗法。为了应对这些压力，请考虑向您的医生询问有关研究的以下问题：

1. 这是一项随机研究吗？如果是，您必须被告知可能的治疗方法是什么，以及您被分配到每个治疗"组"的几率。
2. 如果是随机研究，是否有设安慰剂组？如果有，作为知情同意书的一部分，您必须被提前告知这一点，以及告知您接受安慰剂的几率（例如 50:50）。
3. 如果有安慰剂组 - 那是整个治疗都是在接受安慰剂（即您可能接受的治疗只是控制症状），还是每个人都会接受某种抗癌治疗，而安慰剂或研究药物只是添加在抗癌治疗之中？每一种情况都有可能，这主要取决于是否有一个观察标准，即在某线数治疗时，每个人都需要达到该标准。
4. 如果研究中设有安慰剂组，并且药物不对您起作用 - 您的医生会（很快）发现您是否接受了安慰剂，并为您提供其它治疗吗？这被称为"揭盲"和"跨越"。它存在的几率不同，但如果存在的话，这是研究的一个好的方面 - 是第二次治疗机会。

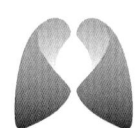

5. 如果没有安慰剂组，只是比较两种不同的治疗方法，就像百事可乐与可口可乐的比较，非常重要的是需要清楚，"标准"治疗组是否与在您不参加研究的情况下所提供的标准治疗相同。

对最后一点的强调，多少都不为过。

简单讲，比如说，通常有两种不同的标准化疗，在治疗癌症方面同样有效，但一种化疗的施用频率是另一种的一半（较少的就诊），但它也可使您的头发脱落，而另一种则不会。如果您参加研究，您可以就这两种治疗的利弊作出选择。如果随机研究中将新药 X 加入标准化疗中，可能仅会选择两种标准化疗方案中的一种。在这项研究中，您可能被随机分配到标准化疗组（一种不太频繁给药，但会使您的头发脱落的化疗），或者分配到使用相同的标准化疗加上新药 X 的治疗组中。这里，您可以根据自己的意愿进行选择，您可以选择是否要参加研究，潜在地获取新药的好处和/或在研究中的总体好处，但限制您的是，可选择的标准化疗只有可使您脱发的这一种（这可能会或不会对您产生影响，但无论如何，它应该是您知情决策过程的一部分）。

从一个更复杂和更严肃的水平谈论，如果您不参加研究，那了解其它治疗选项也是非常重要的，这是因为有时随机研究在实施时可能已经过时。让我解释一下我的意思。比如说，标准治疗是应用药物 A 和 B 的联合化疗，并且提供给您的随机 III 期研究中，对 A＋B 和 A＋B＋X（其中 X 是新药）进行比较。III 期研究需要招募数百甚至数千名患者，并分析其结果，以确定在额外的副作用和额外的抗癌效力方面，是否值得添加 X（或其等同物）。如果您访问 **www.clinicaltrials.gov** 或浏览因特网查询抗癌试验时，您会发现，有许多不同的试验正在同时进行。如果一夜间，A 加 B 不再是适宜的标准治疗时会发生什么？如果有人发现 A＋B 对于像您这样的人更不安全，或者 C＋D 实际上对您的特定癌症的疗效比 A＋B 更好时怎么办？您计划的随机研究可能仍在进行；然而，您可能需要考虑新的信息，以权衡是否接受新药 X 与 A 加 B 的机会，比新信息所提示的 C 加 D 作为您的疾病的新标准治疗更重要。因此，最重要的一件事是：

问您的医生："如果我不参加这项研究，您会如何对我实施治疗？"

只有当您提出这个问题（并且对答案感到满意），您才能真正衡量出参加随机临床研究的利弊。

9) 如果在我参加研究时重新定义了"最好"的治疗，我可以或者应该改变治疗方式吗？

这是一个很难回答的问题。这是想象的一种情况，您已经开始一个治疗计划（这可能是或可能不是研究的一部分），但突然有另一种突破性的治疗方法被公布，或将一些药物添加到您已经开始的治疗中，可能比您当前的治疗方案更好。我想这时您应与您的医生讨论，如果这是安全的，而您没有参加试验，询问是否可将您"升级"到新的治疗标准。如果您正在参加临床试验，您可能会有较少的灵活性，因为研究可能不会更新得那么快。相反，您必须决定这种疗法的新进展是否有很大的优势，让您考虑退出研究，并改用这个新型治疗标准。这里要考虑的事情首先是，您可能还需要花多长时间完成研究治疗，特别是，如果研究只实施一个确定数量的周期。如果您只剩下一个周期，那么可能没有必要在这时做出改变。其次，要认识到如果您正在临床试验中，您不只是在应用原来的标准治疗，而是在标准治疗中加上了别的药物，您**实际上**并不知道"新标准治疗"是否优于您正在接受的"较新的"治疗方案。如果您参加的是一个随机研究，那么您需要问，您是否确定您接受的是新型治疗。如果您和您的医生不知道（即如果它是一个"盲法"安慰剂对照研究），您必须权衡利弊，是否应将您目前正接受的研究治疗改变为刚刚定义的新标准治疗。在现实中，这样的情况不经常出现，在过去，至少在我的经验中，"新"标准还**没有**取得过如此大的突破。因此，我通常不建议在中途改变治疗方案。但是，重要的是进行讨论，并做出最令您感到安慰的决定。如果您已经完成治疗，转而使用**曾经的**治疗标准，可能会让您产生一些压力，但您并不能改变这一切。虽然您可能适合在靠后的治疗线数中尝试新的治疗，但您不能改变已经发生的事情。

10) 如果我参加一项研究，我加入的研究会持续多长时间？

一般来说，您将持续在研究中接受治疗，直到发生以下情况之一：

1. 该药物被证明不对您起作用（通常是基于您疾病中的一些不利变化，例如您的扫描显示肿瘤生长）。

2. 您不能耐受药物的副作用。有时候，可能会减少研究药物的剂量，并在较低剂量下重新试验，但如果在减少剂量后，您仍然有问题，大多数人都必须放弃他们不能服用的药物。

3. 您已经完成了由研究预定的固定数量的治疗周期 - 例如大多数人最多可以耐受许多传统化疗的 4 至 6 个周期的治疗，并且所有可由化疗实现的治疗收益均可在该时间内完成。然而，对于一些较新的治疗，情况并非如此，与传统化疗相比，它们的耐受性更好并且作用原理也非常不同。例如，对于大多数最新的所谓的靶向药物来说，应用固定数量的周期进行治疗是非常少见的。

4. 您改变了主意，并撤回您的同意书。

然而，即使您不再接受治疗，大多数研究仍然会收集一些有关您的信息。例如，您的癌症开始再次增长所需的时间、您的癌症是否复发、或者只是因为您仍健在。您已授权的血液样本或肿瘤标本的实验室检查可能在您完成治疗后仍然会持续多年，以便进行回顾，来确定在分子水平上，对治疗反应良好或反应不良的人有哪些共同点。

临床试验决策指南

- 我有资格吗？

- 我的保险会支付标准治疗的费用吗？

- 如果我不参加这项研究，我的其它选择是什么？

- 已知的副作用是什么？

- 迄今为止，就目前所了解的情况，您觉得这种疗法是否有效？

- 涉及到多少额外的访视/测试？

（这些问题的答案将因 I-III 期而异）

随机研究决策指南

- 这是一项随机研究吗？我确定会得到新的治疗吗？

- 如果这是一项随机研究，我知道我接受了哪一种治疗吗？有安慰剂吗？

- 如果这是一项随机研究，并且我接受的是标准治疗，如果我不参加研究，您给我实施的治疗会有所不同吗？

  非常重要！

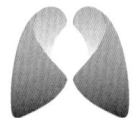

148

11) 总结：

临床试验对于治疗的发展至关重要，它可帮助我们每一个人了解，在任何给定的时间点，对不同疾病所实施的最佳治疗。有时，我们参与临床试验时的相关数据也会帮助其他癌症患者。有时，通过参与试验，我们获得更密集的医疗护理，从而获得总体收益。有时，如果试验包括实际上更好的新型治疗，我们会因此特别受益。然而，重要的是要意识到新的治疗并不总是更好的（否则我们不需要做试验）。此外，还要知道，在随机试验中，您可能不会自动获得新的治疗，或者您不知道是否获得。

决定是否参加试验可能是一件令人紧张的事情，最好的办法是提出很多问题，寻求朋友、亲属或其它专业人士的意见，了解知情同意的原则 **-您从来不应该觉得自己像一只试验豚鼠，豚鼠不能做出选择，而您总是可以改变主意。**

理想情况下，因为在临床试验中，总是有一些未知因素，包括任何新的治疗方法，您应该足够健康，以应付一些意想不到的不良反应，以防万一。参加试验意味着与医生和其它与研究有关的工作人员形成密切的工作关系，大家需要就研究涉及的内容、以及您对研究的反应进行良好沟通，就像试飞员与控制塔的关系一样。有时，在试验中，即使您没有得到一种或其它治疗，仅仅因为与您的医疗团队形成密切关系，也是有益的，这会让您成为标题中所描述的"获奖贵宾犬"中的一员。

参加试验有时是正确的事情，有时却不是，而且这可能随时间而改变，部分是因为试验的细节、当前可获得的替代方案、以及您在自己治疗过程中所处的阶段。然而，每次当您发现自己徘徊在前面描述的反复 3 向治疗决策点时，通常至少要考虑与专家讨论。

如果没有试飞员和获奖贵宾犬（希望不会有太多的试验豚鼠）之前的贡献，我们可能仍然还在倾听推销员在货车背面的蛇油推销。在过去十年里，在我们对许多不同类型的癌症发起的战斗中，我已经看到了令人惊异的事情开始发生 - 当我们都尽力向同一个目标努力时，我们

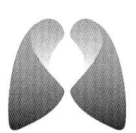

会取得更多的进展：医生、科学家、制药公司、研究团队、试飞员和获奖贵宾犬们的通力合作，在未来，将使癌症成为人们生命中的一个标注，而不再是终点。

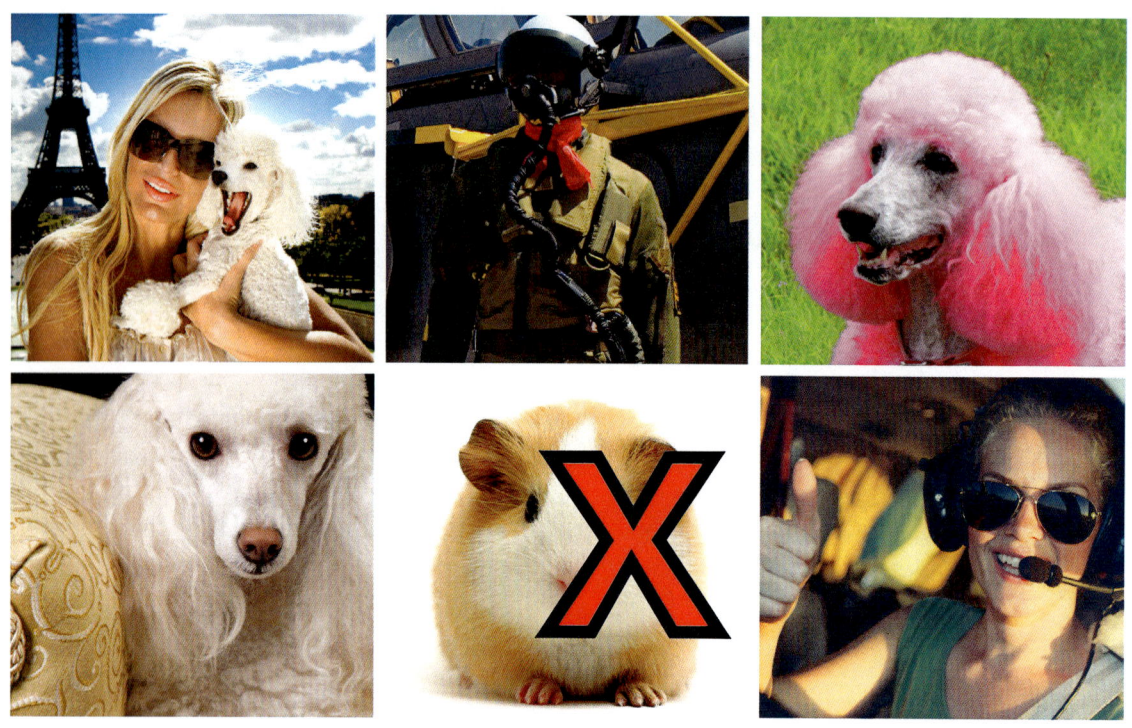

感谢所有的试飞员和获奖贵宾犬们，他们持之以恒的努力，继续在每时每刻，帮助我们找出（并重新定义）最先进的癌症治疗。

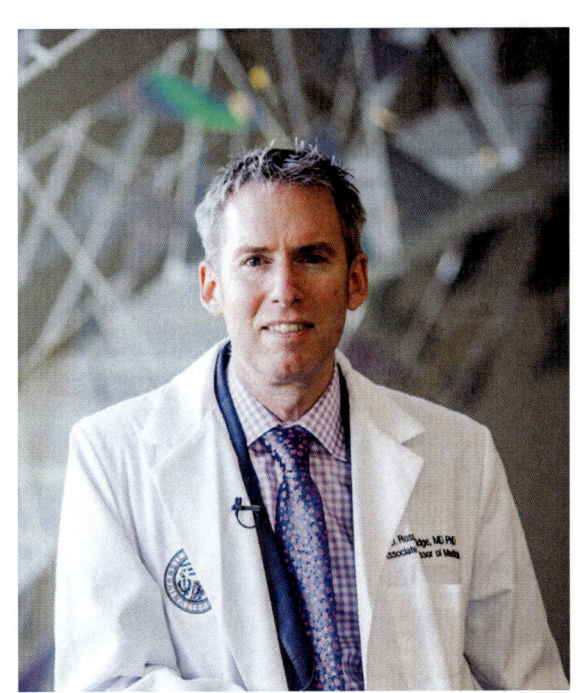

关于作者：

D. Ross Camidge 从英国牛津大学获得行医资格，从剑桥大学获得分子生物学博士学位。他在医学肿瘤学和临床药理学领域均受过培训，并且是新抗癌药物开发专家。他于 2005 年加入科罗拉多大学，最初担任客座教授，然后于 2007 年 10 月担任全职教员。他是科罗拉多大学癌症中心胸部肿瘤临床和临床研究计划项目处主任，以及开发性治疗计划项目处主任医师。

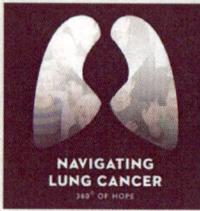

把希望带回家

每个

周四

与我们相见! 现场!

不论是参加我们的现场会客厅活动或通过您电脑上的 Ustream，以远程的方式参与会客厅活动，您都能获得有关带肺癌生存的信息。

主办者： 肺癌会客厅支持小组

时间： 每月的第三个周二（太平洋标准时间 5:30-7:30）

地点： ALCF 会客厅， 1100 Industrial Road，#1，圣卡洛斯，加利福尼亚 94070

或者，您自己的会客厅：www.ustream.com，选点**肺癌会客厅支持小组频道 (Lung Cancer Living Room Support Group Channel)**

内容： 听嘉宾演讲、享用饮品及小吃

信息咨询： Michele Zeh—患者服务和项目部经理 michele@lungcancerfoundation.org

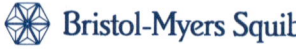 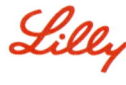 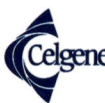 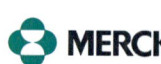 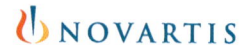 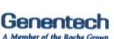 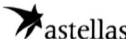

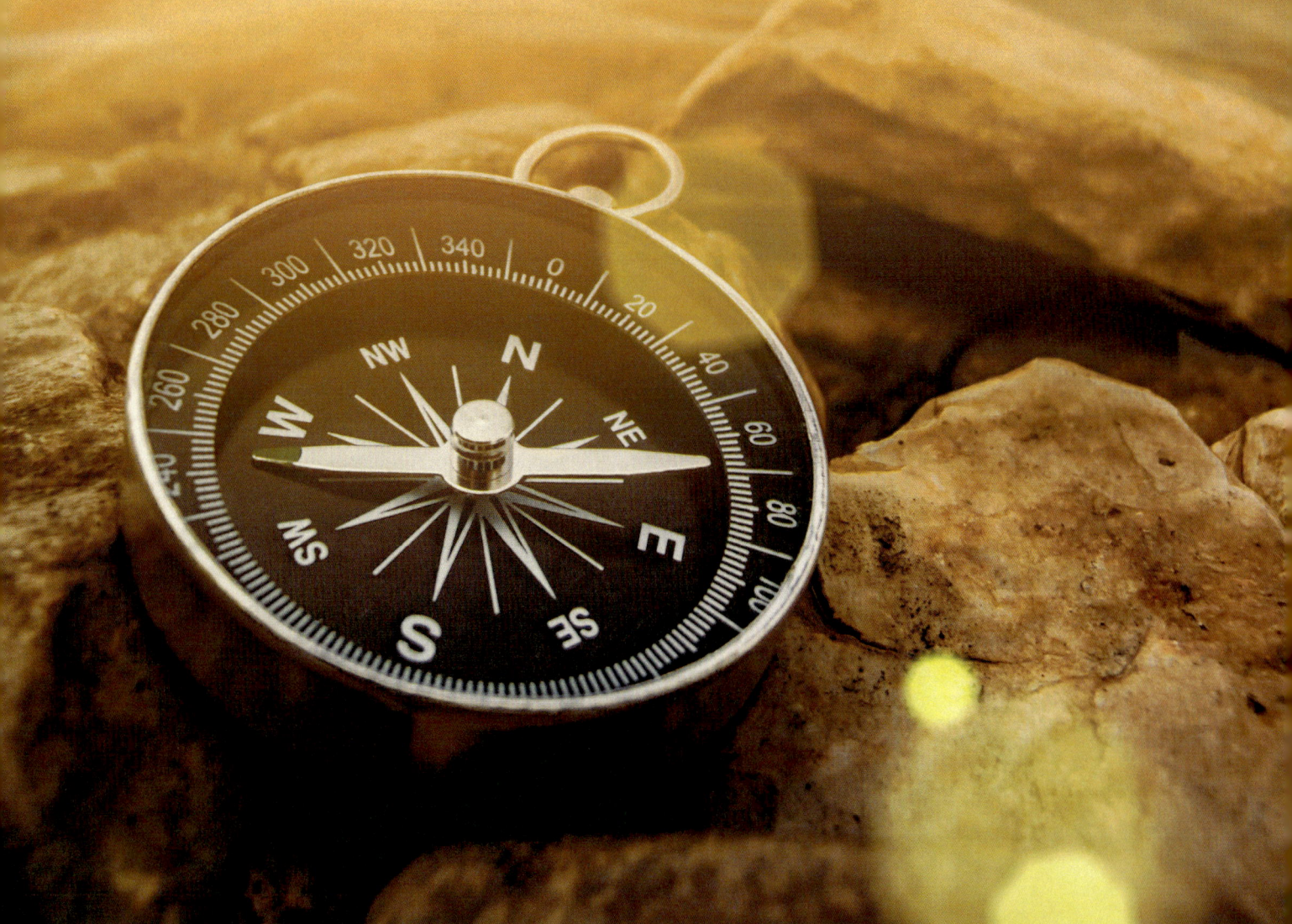

带肺癌生存

当您不知所措或不知道向谁求助时，肺癌基金会成为您的"家"- 一个爱心人士为您搭建的安全避风港，他们将分享他们神奇的知识，给您直面抗癌旅程的勇气和力量（以及上帝的信仰），让您知道您正在做出适合于您的最佳选择。

—Janice Lalley，幸存者

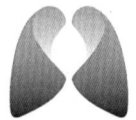

带 肺 癌 生 存

当您被诊断患有肺癌并开始接受治疗时，您开始意识到在您的生活中发生了许多变化。随着您的健康状况和治疗计划的改变，您接受的治疗也会改变。在变化期间，您可能在从一个阶段转入下一个阶段时出现问题。您的医疗团队应该帮助您完成各阶段治疗之间的转换，与您合作一起建立过渡期医疗规划。

过渡期医疗规划

过渡期医疗规划将帮助您在您的疾病和余下的生活之间找到一个健康的平衡。虽然您得到治疗，定期看医生，在有些日子您感觉不好，但您的家人、经济活动和工作还是要继续。您可能会对这些问题感到沮丧或焦虑，以致您现在根本无法应对。过渡期医疗规划可以帮助您识别并解决这些问题，以最大限度地减少对您的治疗和治疗过程的影响。您的医疗团队将提供支持，并在治疗期间向您提供您可能需要的资源，来帮助教育和支持您和您的家人。

随着您的肺癌情况变得更好或是更糟，您的治疗目标也将会发生改变。在积极治疗期间，您可能会接受化疗、放疗、手术治疗、一些联合治疗或新的、试验性治疗。您还将接受支持治疗来控制肺癌症状和治疗副作用。在您癌症治疗的任何时间，可为您提供姑息治疗，以提高您的生活质量，或是在您的生命尽头，让您更加舒适。由于每种类型的治疗都不同，您的过渡期医疗规划可以帮助您和您的家人做出调整，以帮助应对在每一治疗阶段可能出现的日常问题、医疗问题和情绪问题。因为您是一个独特的人，您的过渡期医疗规划也将是独一无二的。您的医疗团队将进行多项评估，以确定需要什么样的治疗来平稳过渡您所经历的改变。

过渡期医疗规划评估

每次与您的医疗团队联系时，都会进行某种形式的评估。您的肿瘤科医生会检查您，护士会询问副作用、总体健康状况、食欲、以及您在生活中遇到的任何问题。社会工作者和/或财务顾问将帮助您解决在您的就业或经济生活中可能遇到的任何问题。随着您

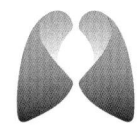

的治疗发生变化，您的团队将帮助您鉴定任何新的需求，或者您或您的家人可能面临的压力。具体来说，您的医疗团队将进行身体、医疗设置、支持系统、精神和心理健康以及法律评估。可能不会在每次访视时都进行这些评估，但在您的健康状况或治疗计划发生变化时，肯定会进行评估。

身体状况评估

在您的整个治疗过程中，尤其是当您被诊断患有肺癌、接受治疗或治疗发生改变时，您的医疗团队的不同成员会为您实施定期身体状况评估。一般来说，您的医生和护士将主要负责您的身体状况评估。除了询问您的症状和生活质量方面的问题，医疗保健团队通常会动手为您实施检查。检查可能包括：

- 测量您的体温、脉搏、呼吸频率、体重和血压
- 进行全身检查以寻找感染迹象
- 听您的心音和肺音
- 触诊您的腋窝、颈部、腹股沟和您身体的其它部位，以查看是否有肿大的淋巴结
- 抽血
- 做 x 射线或其它放射学检查
- 进行肺（肺）功能测试，以确定您的肺功能

治疗设置评估

在治疗期间，您可能会在许多不同的医疗设置中接受治疗。对您实施的一些治疗可能发生在医院，但您也可能在癌症中心门诊、家中、疗养院或康复中心接受治疗。当您更换治疗设置时，您的医疗团队将帮助您对治疗设置的变化做出准备。新的团队成员可能参与您的治疗；这将取决于您在癌症旅程中的任一给定时间点所需的治疗类型。

当您更换治疗设置时，您的团队将在新设置中评估您的需求和生理安排。如果团队确定您需要医疗设备或辅助设备，来帮助您四处走动，他们将帮助您找到这些服务。

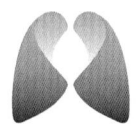

支持系统评估

您的医疗团队将对您的支持系统进行全面评估 - 支持系统是指在您患病期间，在您的身边愿意帮助您的人和群体。评估还将包括考察您可能负责照顾的人员。如果您有年幼的孩子或年老的父母需要照顾，您的团队将帮助您确定在治疗过程中，您与他们的角色和关系可能会发生怎样的改变。

有时很难请求帮助。然而，这一次，您需要周围的人关心您，并愿意帮助您。我们知道，你所爱的人和朋友会因为您在患癌期间，需要他们的帮助而感到荣幸。同时，您可能会发现您有很多朋友想帮助您 - 而您可能只想找一个人把把关。这个人可以负责接听电话、回复电子邮件、帮助安排访视时间，以及为希望在治疗期间参与您治疗的朋友们设置时间表。

您的支持团队能为您做些什么？当然，需要由您自己来决定需要谁来帮助您，但您的亲人可以在您不想做家务的时候，帮助您完成具体的任务。您可能考虑让支持团队分担的职责包括：

- 为您和您的家人烹饪。可以在任何时候冷冻和解冻的食物是特别好的选择。
- 临时保姆。如果您有年幼的孩子，您有孩子的朋友可能会非常愿意将您的孩子带走，与他们的孩子组成"玩伴"。当您必须离家几个小时接受治疗的时候，这些朋友可能会帮上忙。
- 开车带您去看医生。您接受的许多治疗可使您感觉疲倦；有人可以开车带您去看医生至关重要。可能有其它可往返医院的交通选择：
  - 美国癌症协会的康复之路（Road to Recovery）：要查询您所在地区是否有他们的分支机构，请访问网站：
  http://www.cancer.org/Treatment/SupportProgramsServices/road-to-recovery
  或致电1-800-227-2345。
  - 癌症治疗：为受癌症影响的任何人提供免费、专业的支持。欲了解更多有关他们的计划，请访问 www.cancercare.org 或致电 1-800-813-HOPE (4673)。

- 与您的社会工作者交谈。他们可能会指导您加入当地的交通计划。

- 当地宗教组织可能有人会乐于帮助您解决交通问题。

- 轻型家务。治疗可能会让您感到疲惫。如果您请求您的朋友帮您吸尘或除尘，他/她可能会很乐意。如果您需要有关家务活动的其它帮助，请联系 Cleaning For A Reason - 这是一个非营利组织，可以为癌症治疗患者提供佣人服务。如需了解更多信息，请致电 1-877-337-3348 或访问www.cleaningforareason.org。

- 亲人接受治疗的地点离家很远的情况下，如何解决住宿。如果您治疗时必须旅行和过夜，您和您的家人可能需要一个住宿的地方。通常，您的个人支持系统可能会为您找到一个住宿地点。如果没有，您可能还有其它资源可用：

  - 美国癌症协会的希望小屋（Hope Lodge）：有关希望小屋的更多信息，请访问他们的网站 http://www.cancer.org/Treatment/SupportProgramsServices/HopeLodge/index

  - 乔之家（Joe's House），癌症患者住宿指南 http://www.joeshouse.org/ 或致电 1-877-563-7468。

  - 请询问您的医疗团队，他们是否知道有打折住房，可以提供给外地患者。

- 交谈！您可能需要在整个治疗期间与人交谈。您的支持团队中的一些人会乐于倾听您谈论您的肺癌；其它人可能是坐下来和您聊八卦的最佳人选。这两组人对您都很重要。

当您需要和朋友在一起时，他们就在身边。记住，您的亲人可能会感到无助，但他们真的想帮助您。如果您向他们请求帮助，他们会感到荣幸。

精神和心理健康评估

当您得知肺癌诊断时，您很可能会经历一系列的情绪波动。您的第一反应很可能是怀疑和否认 - "这肯定是一个错误。我不可能患肺癌。"当您开始接受诊断的真实性后，您可能会感到愤怒 - "这不公平。我做了什么呢？"在治疗期间，感到抑郁和绝望也是很常见的。尤其是当您感觉不舒服，发现您不能做那些日常工作的时候。在您治疗过程中，您可能会感到非常恐惧。这种恐惧可能与诊断本身、与正在经历的治疗有关，或只是对未知的恐惧。所有这些反应都是正常的。

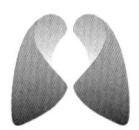

在精神或心理健康评估期间，您的医疗团队将询问您和您的家人对您的治疗和治疗计划的看法。他们可能会询问对您而言最重要的事情是什么，因为这些事情会影响您的治疗计划。团队可能会询问您和您的家人通常如何应对压力。有没有一些您在过去做过的事情，可以在这段时间利用起来？在家里，是否存在其它压力因素会干扰治疗并影响您对康复的专注力？

您可以寻求您的教会、宗教或精神信仰的帮助，来应对您的诊断和治疗。有研究表明，精神信仰可能会帮助您适应您的诊断和治疗，精神信仰还可以同样的方式帮助您应对生活中新的压力。您的精神信仰可表现为有组织的宗教、瑜伽、艺术，或任何其它可让您表达对生活感觉的方式。如果您是一个宗教、神学社区或教会的成员，社区的其它成员可以成为支持您和您的家人的绝佳资源。

肺癌的诊断对您有着深远的影响，它对您的亲人们也会产生巨大冲击。有许多支持小组可为您和您的家人和朋友提供帮助。ALCF 肺癌会客厅®是每月一次的在线支持小组，他们欢迎患者、家人和朋友。我们的希望是，在这些每月一次的会议上，我们可以分享故事，谈论您正遇到的问题，分享起积极作用的主意和做法，提高对肺癌的认识，并为患者、幸存者和家庭提供任何形式的支持。还有许多其它支持小组。要找到这些小组，请在线搜索"肺癌支持小组"。您当地的治疗中心或医院也可能有支持小组。您的社会工作者或病例管理者应该能够为您提供这些小组的联系信息。

> 考虑在治疗前、治疗期间和治疗后访问ALCF 肺癌会客厅®以获取支持。该支持小组在每个月的第三个星期二进行面对面的和在线的会面。为获取更多信息，请访问
> http://www.ustream.tv/channel/the-lung-cancer-living-room-support-group
> 或通过电邮联系Hope@lungcancerfoundation.org 或拨打电话1-650-598-2857。

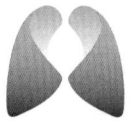

随着治疗的推进，应对压力和抑郁将至关重要。如果您发现自己在应对压力和抑郁时存在问题，请要求您的肿瘤科医生将您转诊到精神健康专家处就诊。根据您需要的帮助类型，您的医生可能会将您转介给一些不同的专业人士：精神科医生、心理学家和精神病临床护士专员。精神科医生为心理和情绪障碍提供咨询、药物治疗和其它治疗。临床心理学家是经过心理学高级培训的专业人士。他们为有心理或情感需要的人提供咨询。精神科临床护士专员是获得硕士学位的护士，其在心理健康护理方面经过高级训练。这类护士可为有心理健康需要的患者和家庭提供咨询或教学。确保与您合作的心理健康专家具有与癌症患者合作的经验。没有癌症治疗经验的心理健康专家可能不会了解您所面对的身体和情绪问题和压力。您的肿瘤科医生能够将您转诊到相应的心理健康专家。记住，寻求支持并不可耻！

法律评估

您的财务顾问应该帮助您评估您的法律和财务状况。您的团队会问到几个法律文件，将帮助您的医生和家人对您的治疗做出决定。具体来说，您的团队将评估您的保险计划，能否获得患者援助计划，以及您是否有预先指示、治疗决策代理人和永久委任人。

营养

营养是您的癌症治疗过程中的一个关键部分。在治疗期间，您可能会经历导致您失去食欲的副作用。在癌症治疗方面经验丰富的营养师，可以帮助您确定一个食谱，帮助您找到能提供给您所需营养的美食。有些食物可能会干扰您的治疗或有助于提高您的免疫力；

> 请确认您的医疗团队包括有营养师，他们可以在您进行治疗时帮助您开发一个最适合您的菜单。请咨询您的肿瘤科医生帮助您找到合适的营养师。

合格的营养师将会帮助您确认这类食物。有许多为癌症患者撰写的包含简单食谱的烹饪书籍。

除了食用支持小组提供的食物之外，您的营养师还可以帮助您在需要的时候找到递送饭菜的其他服务。许多社区都有"上门送餐服务"。如需了解您所在地区是否有该计划，请访问网站 http://www.mealsonwheelsandmore.org/programs/。与可能提供膳食计划的教会或其它当地宗教组织联系。您的社会工作者或营养学家应该能够为您找到联系人。

旅行

如果您在癌症治疗期间旅行，请务必携带您的医疗记录副本和所有药物的清单，内容包括品牌药物和通用药物名称、剂量和使用频率。此外，请确保携带您的肿瘤科医生的联系信息。如果您在旅行途中必须进行医学处理，您所能提供的信息对那些不认识您的医护人员非常有价值。

旅行时需要吸氧

一些航空公司提供治疗或医疗目的吸氧（通常需付额外费用）。还有用于飞行、旅行或只是用于外出活动的便携式制氧机。与您的航空公司核实，看看您是否可以购买飞机上的医疗氧气或必须自己携带。无论哪种方式，您都需要您的医生的签名医嘱。确保提前计划，并与每家航空公司核查您的选择和安排。

> 在飞行或到高海拔地方之前，请您的医生进行高海拔模拟测试（HAST），以确定您在旅行时是否需要吸氧。

> Inogen 是便携式氧气系统的提供商。请访问 www.inogen.com 以获取更多信息。

如果乘坐公共汽车或火车旅行，通常需要两个星期的时间来预订便携式制氧机。

替代/补充医疗

如果您对肺癌进行调研，您会发现很多有关替代或补充治疗的信息。补充疗法是与标准治疗<u>一起</u>使用的任何治疗。这些治疗可能会巩固您的肿瘤科医生为您实施的治疗。替代疗法是<u>替代</u>肿瘤科医师为您实施的标准治疗的其他疗法。应用这些替代疗法，而不用标准疗法。

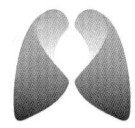

161

在使用任何补充或替代治疗之前，请务必与您的肿瘤医生和医疗团队讨论。

根据 Anderson 医生癌症中心的研究，这些疗法可能会或可能不会有益于"...促进健康、控制癌症及癌症治疗相关的症状、或治疗癌症。当与标准癌症治疗正确结合时，一些补充疗法可以提高健康和生活质量。"[22]但是，对有些人可能是有害的或实际上会干扰您的治疗。必须与您的团队讨论任何的此类替代治疗，因为您的补充或替代治疗可能会干扰您的标准癌症治疗。

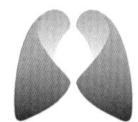

为癌症治疗筹措资金

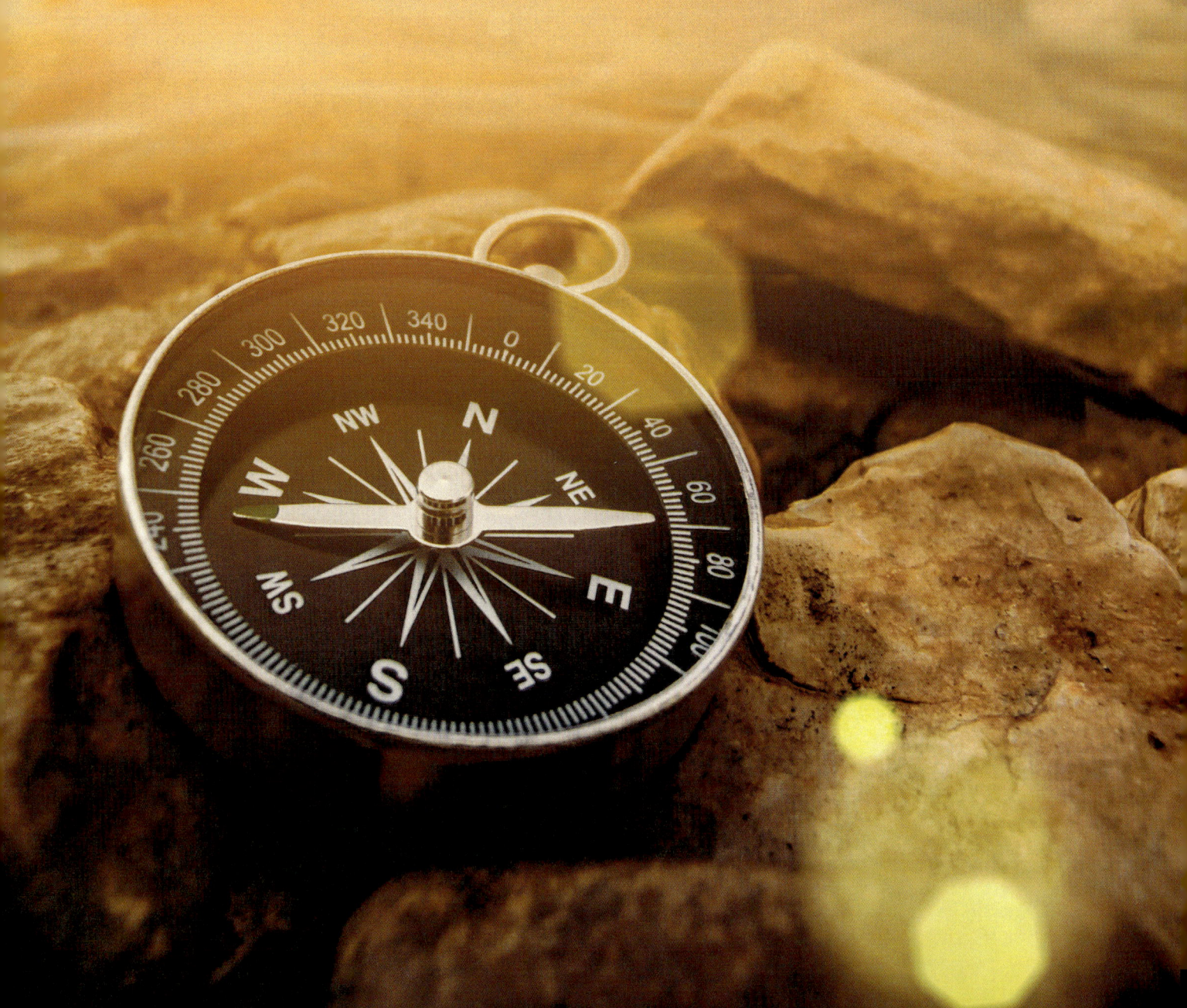

基金会建议我与科罗拉多州的另一位肺癌专家交谈 - Camidge 医生他们打开了正确治疗的大门，同时他们也打开了他们的心灵之门。这是最好的事情。

—Henry Randall "Hank" Baskett, Jr.，
幸存者

为 癌 症 治 疗 筹 措 资 金

健康和残疾保险

您的医疗团队应该包括一名认证的福利咨询师或社会工作者，在您因肺癌而残疾时，他们可以帮助指导您完成申请福利的过程。这些专业人士经过专门培训，可帮助您确定您是否有资格通过您的医疗保险或社会保险获得财务帮助。您还可以通过劳工部获得长期或短期的社会保障残疾福利。联邦医疗保险（Medicare）处方 D 部分可能适用于您。如果您不符合联邦医疗保险的资格，有些处方协助计划可能会为您提供帮助。退休或退伍军人福利可帮助那些有资格的人士。可能存在州和社区计划，包括基于家庭的计划。

当您准备与社会工作者或福利咨询师交谈时，请务必提供以下信息：

- 您保险公司的最新声明
- 银行帐户信息
- 您正在服用的药物（用于联邦医疗保险处方药或其它处方福利计划）
- 退伍军人福利和退伍文件
- 有关您正接受的退休福利声明
- 社会保险声明和卡（如果有的话）
- 您目前接受的残疾福利

联邦医疗保险（Medicare）

联邦医疗保险是国家赞助的计划，保证老年和残疾美国人有机会获得健康保险和医疗保健。如果您年满 65 岁或您患有某些残疾或终末期肾病（ESRD），您可能有资格享受联邦医疗保险福利。您的认证福利协调员或专业社会工作者可以帮助您确定您是否有资格获得福利。如果您有资格获得福利，您的认证福利协调员或社会工作者也可以帮助您完成申请流程。

医疗补助计划（Medicaid）

医疗补助计划是州和国家资助的计划，保证某些低收入家庭和某些残疾人有机会获得医疗保健。与联邦医疗保险一样，确定肺癌患者的资格和为之申请医疗补助计划福利的过程异常复杂。如果您有资格获得福利，您的认证福利协调员或社会工作者也可以帮助您完成申请流程。

美国统一综合预算协调法案（COBRA）

在您不能再工作时，"美国统一综合预算协调法案"（COBRA）允许您选择继续享受健康福利。福利覆盖范围与您的群体健康计划所提供的覆盖范围相同，并且可在有限的时间内使用。您可能会在某些情况下获得资格，例如自愿或非自愿失业、工作时数减少和发生其它生活事件。您可能被要求支付相当于全部保费的 102% 的费用。

COBRA 概述了您如何选择继续获得保险覆盖。它还要求您的雇主提供说明。如需更多信息，请访问美国劳工部网站，网址为 http://www.dol.gov/dol/topic/health-plans/cobra.htm。

社会保障残疾保险（SSDI）

社会保障总署（SSA）有一个特定的肺癌医学列表，以及他们用来评估您的保险申请的五步评估过程。如需了解您是否有资格获得 SSDI 福利，请访问社会保障残疾计划网站 http://ssa.gov/disability/ 或致电 1-800-772-1213。

高风险医疗保险

许多州为预先存在病症的肺癌患者提供高风险医疗计划。有关提供这些计划的州名单以及新的"患者保护与平价医疗法案"会如何对您产生影响，请访问 http://www.healthinsurance.org/risk_pools/。

针对未参保人或创建付款计划的特殊费率

许多医院将与您和您的家人一起制定符合您预算的付款计划。如需了解更多信息，请致电您医院的财政服务办公室。也可以申请降低服务费率，例如降低诊断测试、治疗和其它与您的肺癌治疗相关服务的账单。

病人权益基金会（PAF）

PAF 的共付费减免计划为治疗 NSCLC 的药物的保险共付费提供直接的资金援助。如需了解更多信息，请访问他们的网站 http://www.copays.org/resources/lung.php。在该网站，您还可以找到解决有关参加保险和医疗保健问题的有用信息。

> 注意：如果其中一个组织在您打电话时并不招募病人，或者您不符合享受福利的资格，请询问您联系的组织哪些组织正在招募新患者。并非所有组织都全年招募肺癌患者。

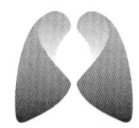

患者接入网络（PAN）

患者接入网络为治疗 NSCLC 的药物的保险共付费提供直接的资金救助。您可以在他们的网站上注册：http://www.panfoundation.org/fundingapplication/welcome.php 或拨打免费电话 1-866-316-7263。

Healthwell 基金会

Healthwell 基金会可能会帮助您支付某些治疗的共同保险、共付费、医疗保险费和其它治疗费用。该基金会在一个特定时间段内仅能为几种限定的疾病提供支持，并且疾病列表会经常变化。如需所覆盖疾病和资助流程的更多信息，请访问其网站 http://healthwellfoundation.org/ 或致电 1-800-675-8416。

慢性病基金

慢性病基金帮助有资格的个人支付药物、提供共付费资助以及旅行援助。要获取更多信息，请访问他们的网站：http://www.cdfund.org/Default.aspx 或致电 1-877-968-7233。

癌症治疗（Cancercare）

在康涅狄格州、新泽西州和纽约州，癌症治疗提供有限的财政援助，提供认证的肿瘤学社会工作者的咨询服务，为患者和照顾者提供支持小组，以及提供社区计划。如果您居住在这些州中的一个，请访问他们的网站 http://www.cancercare.org/diagnosis/lung_cancer 来获取更多信息。

> 为支付药物治疗费用而寻求帮助时，请使用关键字"处方援助（Prescription Assistance）"和"[您的州（your state）]"进行在线搜索。

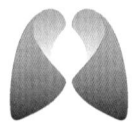

制药公司

如果您符合某些财务要求，制药公司可能会提供财务援助，以支付公司提供的药物。

如果您在支付治疗费用时遇到问题，请咨询您的制药公司、当地药剂师或您的肿瘤科医生，以了解有关财务援助计划的信息。实际上总是有必要为这个过程提供报税表，所以一定要有一个方便的副本用于申请。

我亲眼所见，Bonnie 和这个基金会如何伸出援手，改变了如此多的人的生命...包括肺癌患者、幸存者和照顾者。

—Sally Samuels，幸存者

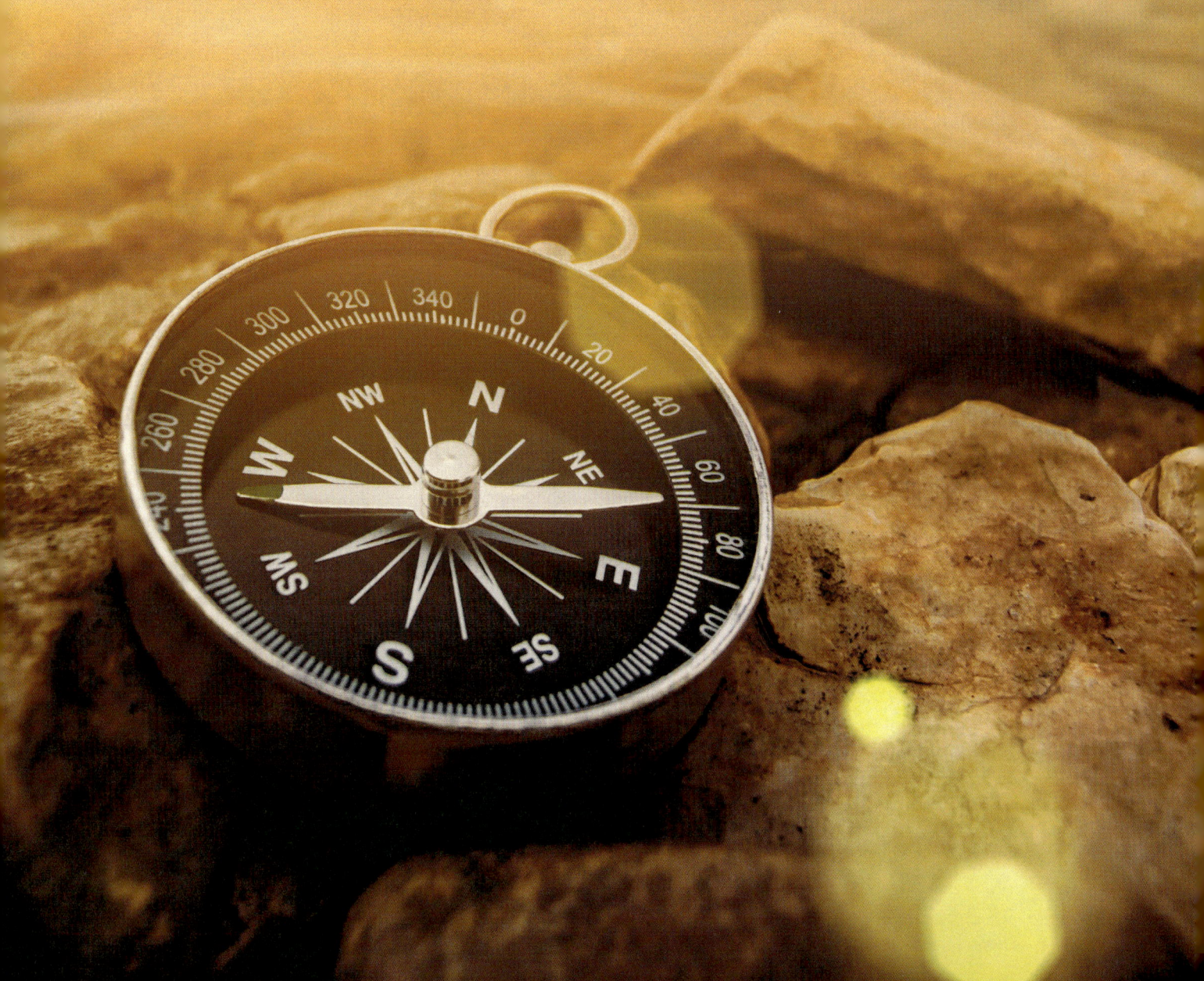

临终规划

对肺癌患者的支持需要整个家庭的努力，而 ALCF 家庭的使命正在于此。

—*Adeeti Ullal*

临 终 规 划

在您癌症旅程的某个时刻，您会被问及您为临终治疗所做的计划。您可能已经建立了临终规划，例如遗嘱和预设医疗指示。如果没有，我们知道现在这些讨论可能对您、您的家人、甚至是对您的医疗团队都非常困难。这些讨论在您病情恶化时可能会变得更为困难。在癌症之旅早期进行这些讨论并作出决定，可有助于在您的治疗计划发生改变时，缓解您和您的家人的压力。

临终规划包括如何控制疼痛、您想要在哪里治疗（例如临终关怀所、家庭、医院）、制定法律文件（如预设医疗指示和治疗决策代理人）、以及预先计划葬礼服务。许多这些临终计划可由您的哲学或宗教信仰指导，在您考虑这些问题时，您的精神顾问可能会对此非常有帮助。如果您的信仰要求或禁止某些行为或治疗，您的家人和医疗团队必须在作出决定之前了解这些限制。如果您在被诊断患有肺癌之前，没有制定这些计划，重要的是您应该开始思考和讨论，并记录您的计划。

虽然这些讨论很困难，您的支持系统必须了解您想要什么，以为您提供您所选择的治疗。同样重要的是，这些讨论会在您的治疗过程中继续；您在诊断时作出的决定可能会随着您的疾病和治疗方案的变化而发生改变。如果您对治疗的感受发生变化，您需要确保您的家人和医疗团队知道这些变化。记录下您的计划后，您可以放松地想，您的的家人不必在他们不安时做出决定...他们做出的决定将是您想要的。

您可以将注意力集中在您的治疗计划上。

需要签署一系列的法律文件，来完成您的医疗意愿。为了完成下面描述的文件，您需要与您的家人和医疗团队商讨您想要接受什么样的治疗和药物 - 以及您将在治疗的什么时候不再接受治疗。您也需要与律师协商以帮助完成文件。

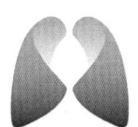

医疗保健预规划

临终规划对每个人来说都非常重要 - 当您被诊断患有诸如癌症的严重疾病时尤其如此。临终规划将使您能够专注于照顾您的健康，因为您的团队其它成员完全了解您的需要。临终规划也将减轻您的家人可能会感到的压力，因为他们已经确切知道您想要什么样的治疗。当您审核临终规划时，刚开始时的讨论可能会让您感到不舒服，因此让您的医疗团队、法律顾问、精神顾问和您的家人参与到讨论中，可能会对此有所帮助。

癌症诊断可能伴随各种法律问题，包括保险、就业和暂停工作、获得医疗保健和政府福利、以及遗产规划。这些问题对您而言可能是难以承受之重。如果您不处理这些法律问题，您可能会发现，即使完成了治疗，您已经失去了工作、家庭或保险。

在线资源

在您开始规划时，有些在线资源可为您提供非常有用的信息。其中一个非常好的资源，是由洛杉矶洛约拉法学院和残疾人权利法律中心赞助的癌症法律资源中心（CLRC）。该中心为您、您的家人和您的医疗保健团队提供免费信息。除了在 https://www.disabilityrightslegalcenter.org/about/CLRCEducationalMaterialsandSeminars.cfm 提供在线资源外，该中心还提供免费援助热线（1-866-THE-CLRC）。拨打此号码时，您会被连线到合适的人士（律师、会计师或保险专业人士）来帮助您解决具体问题。

国家卫生研究院的国家癌症研究所（NCI）是临终规划的另一个好资源。这个网站为临终的治疗规划和症状控制提供建议。为获取更多信息，请访问 NCI 网站 http://www.cancer.gov/cancertopics/pdq/supportivecare/lasthours/patient。

重要文件

在作预计划时，您将需要准备几个文件。虽然这些文件不能保证您的愿望将被遵循，但在您不能为自己做出决定时，这些文件将为您的家人和医疗团队提供指导。

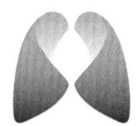

- 预先指令（AD）是一种通用术语，文件中描述了您想要接受的治疗方法，这样在您无法和肿瘤科医生沟通时，您的医疗团队会通过此文件明白您的真实治疗意愿。例如，您可能想接受所有可以选用的治疗 - 或者您可能不想接受任何治疗。被称为生前遗嘱的文件是某种类型的预先指示，该文件在您所在州可能是（也可能不是）合法文件。每个州都有生前遗嘱或预设医疗指示的特定格式。您的律师可帮助您确定在您所在州的合法具体格式。

AD 文档还通常会描述您是否希望在心脏停止的情况下实施复苏。不实施复苏（DNR）指令意味着在您的的心脏停止跳动时，您不想实施 CPR。您还可以在治疗之前、期间或之后随时修订该文件。请确保您的医疗团队有您最新 AD 文件的副本。与您的朋友和家人讨论您的愿望也很关键。让他们知道您的愿望是什么，以及您想以怎样的方式实施治疗。与您委任的治疗决策代理人讨论您的愿望非常重要（参见以下的更多信息）。

有一些在线网站，您可以快速、低成本地创建一个在您所在州合法的生前遗嘱/预设医疗指示。当您完成预设医疗指示文件时，请务必将副本交予您的家人、医疗团队、医院和治疗决策代理人。

- Aging with Dignity Five Wishes Online 网站（www.agingwithdignity.org）允许您在线填写表格或打印空白副本以手工完成。
- Do Your Own Will 网站（www.doyourownwill.com/living-will/states.html）允许您下载您所在州的具体生前遗愿表格，并可在离线状态下完成表格。该网站也提供遗嘱和遗产规划的一般信息，是一个很好资源。
- Caring Connections 是一个提供免费资源的组织，包括提供针对您所在州的免费预设医疗指示文件（http://www.caringinfo.org/i4a/pages/index.cfm?pageid=3289）。

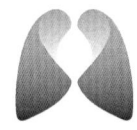

- 您的治疗决策代理人（HCP）文件将指定在您不能自己做出决定时，为您做出医疗决定的人。此人或代理人也可被称为您的医疗保健永久授权人。

- 治疗决策代理人与永久授权人不同。永久授权人（DPOA）指一个有权为您作出法律决定的人。您可以选择同一个人担任 HCP 和 DPOA。

除了法律文件外，请确保在您不能为自己做决定时，您的治疗决策代理人、家庭成员或您最信任的人能够获得任何可能需要的文件信息或个人信息（您的所有遗嘱、生前遗嘱/预设医疗指示、信用卡、银行帐户、电话号码，电子邮件帐户、投资帐户）。我们建议您将包含所有这些重要文件的文件夹保存在安全位置。

> 遗产规划是在您的社区和世界留下有意义标记的一个美妙方式。当您经历过这个旅程，您会发现有许多可以改变世界的方法，比如留下礼物让那些您笃信的事业受益。向ALCF 这样的组织赠送礼物可让您和您的家人留下的遗产，惠及将来诊断为肺癌的其它人。
>
> 我们在 ALCF 的工作人员将荣幸地与您讨论遗产捐赠和确认的适当时机。
>
> 请致电1-650-598-2857。

葬礼或追悼服务预先规划

在您正在努力去治愈肺癌时，面对自己的死亡会异常艰难，但一些人发现预先规划葬礼或告别仪式服务会有助于他们自己和家人。规划您的服务将帮助您的家人，因为您已经做出所有的决定，在您离世时，您的亲人就不必再去做出这些困难的决定。

LIVESTRONG 基金会是管理预先规划过程的一个很好的资源。该组织提供许多建议和资源，将详细指导您完成预先规划。LIVESTRONG 提供了开始该过程的分步指导，以及在您完成计划过程中，应该考虑的一些事情。这个网站将提供有关葬礼费用和支付葬礼费用的不同选择的信息。如需获取本网站上的信息，请访问 http://www.livestrong.org/Get-Help/Learn-About-Cancer/Cancer-Support-Topics/Practical-Effects-of-Cancer/Funeral-and-Memorial-Service-Preplanning。

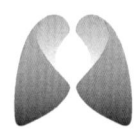

姑息治疗与临终关怀

姑息治疗

姑息治疗团队在医疗保健方面是一个相对较新的正式概念，尽管提供舒适治疗根本不是新的概念。在姑息治疗中，<u>团队的目标是预防和/或减轻疼痛和痛苦。</u>这种痛苦可能是身体、精神或情感上的痛苦。<u>期望的结果是提高您的生活质量。</u>

有些人对姑息治疗和临终关怀之间的差异感到困惑。在您治疗的<u>任何时间点</u>均可实施姑息治疗，包括在生命的尽头；临终关怀通常在疾病无法治愈时实施。临终关怀通常在家中或临终关怀所中实施，而姑息治疗可在任何环境中实施。

临终关怀

虽然许多人将临终关怀视为最后的治疗选择，但我们鼓励您和您的家人考虑将临终关怀作为一个治疗支持系统。根据临终关怀基金会的定义，"当疾病不能治愈时，临终关怀可为病人和家庭提供'更多帮助'。这是一个基于以舒适为主的治疗概念。转入临终关怀治疗是进入到另一种治疗模式中，这对于生命末期的治疗而言可能更为适合。"[23]请访问临终关怀基金会网站 http://www.hospicefoundation.org/，以了解如何在您所在地区找到临终关怀治疗。

悲伤

悲伤是对肺癌诊断的自然反应。<u>因为您的健康和生活已经改变，悲伤是您由此而感受到的痛苦情绪。</u>悲伤的过程是您所独有的。悲伤将受您的个性、个人应对风格、诊断和整体身体健康的影响。忽视情绪的痛苦并不能使它消失。您会发现，与咨询师或亲密的朋友交流您的感受可能会有所帮助。请您的医生将您转介到专门从事癌症治疗的社会工作者或咨询员。

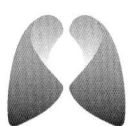

悲伤的五个阶段包括：

- 拒绝 - "诊断不正确" - 在这一阶段，悲伤的特点是震惊和怀疑。
- 愤怒 - "我做了什么导致得了癌症？" - 这个阶段的特点是感觉愤怒。
- 讨价还价 - 通常表现为试图与更高的权力进行交易 - "如果您不让这一切发生，我保证以后做得更好" - 这个阶段的特点是感觉恐惧和内疚。
- 抑郁 - "我很伤心/烦恼/悲伤，我在早上无法起床" - 这一阶段的悲伤可能以身体症状为特征，包括疲劳、失眠、恶心和呕吐。
- 接受 - "无论发生什么，我可以应付" - 这个阶段的特点是感到宽慰以及平和。

在这些阶段之间来回反复是很常见的。有一天，您可能会很生气，接下来您可能会感觉抑郁。找到解决悲伤的方法很重要。首先，应寻找一个强大的支持系统，您可以随时与之分享感受。第二，照顾好自己。适当饮食，在感觉疲倦时停下来休息。

最后，如果您的悲伤变得无法控制，不要羞于获得专业帮助。我们在这里帮助您。请随时与我们联系 1-650-598-2857。

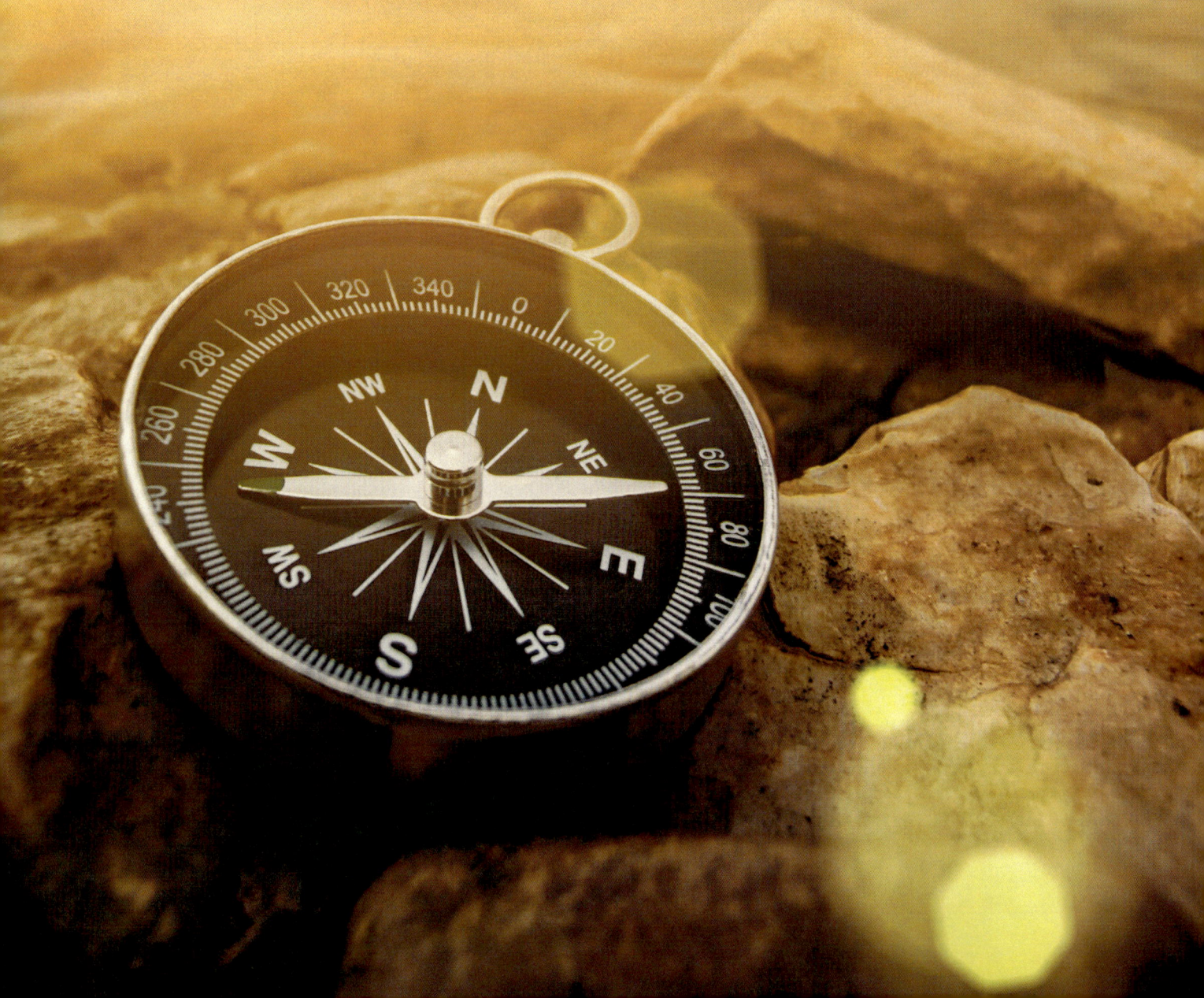

我们慷慨的
支持者们

我们通过不断为肺癌患者带来新型和改进的治疗选择，来改善治疗标准。癌症治疗的未来在于个体化医学的概念 - 这是一个侧重于个体而不仅仅是疾病的模型。

—*Bruce Gellman,* 董事会成员

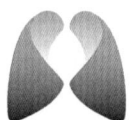

我 们 慷 慨 的 支 持 者 们

感谢您，来自一名患者的女儿

在 2003 年，我的妈妈被诊断患有肺癌。她的生活发生了改变，从事业和家务主导的生活转变为由看医生、化疗、放疗以及手术所构成的生活。当我的母亲被诊断患有肺癌时，我的世界也改变了。我是一个妻子、母亲和企业家。突然间，我成为一名癌症病人的女儿，我试图每天支持我的母亲，同时也试图找到解决复杂医疗保健问题的答案。该指南是与患者、医生、研究人员多年交流的经验积累…它包含任何人需要的有关肺癌的所有信息。我非常感谢我们慷慨的支持者们，如果没有他们，这本指南就不会存在。由于他们对 ALCF 和肺癌社区的全力支持，我们越来越接近我们的目标：让肺癌成为一种可以治愈的疾病。

在本指南中，我们一直鼓励您可就任何问题致电我们。我想让您知道，我理解您的癌症之旅，我愿意提供帮助。请随时就任何问题与我联系。

真诚的感谢，

Danielle Hicks
患者权益和支持部主任、一名肺癌幸存者的女儿

在获取重要信息之后，这本指南的新版印刷书就会被发放，请通过我们的网站和手机应用程序获得更新的 **PDF** 版本。*请访问我们的网站（www.lungcancerfoundation.org）或 Amazon.com，以确保您获得最新的版本。*

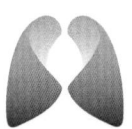

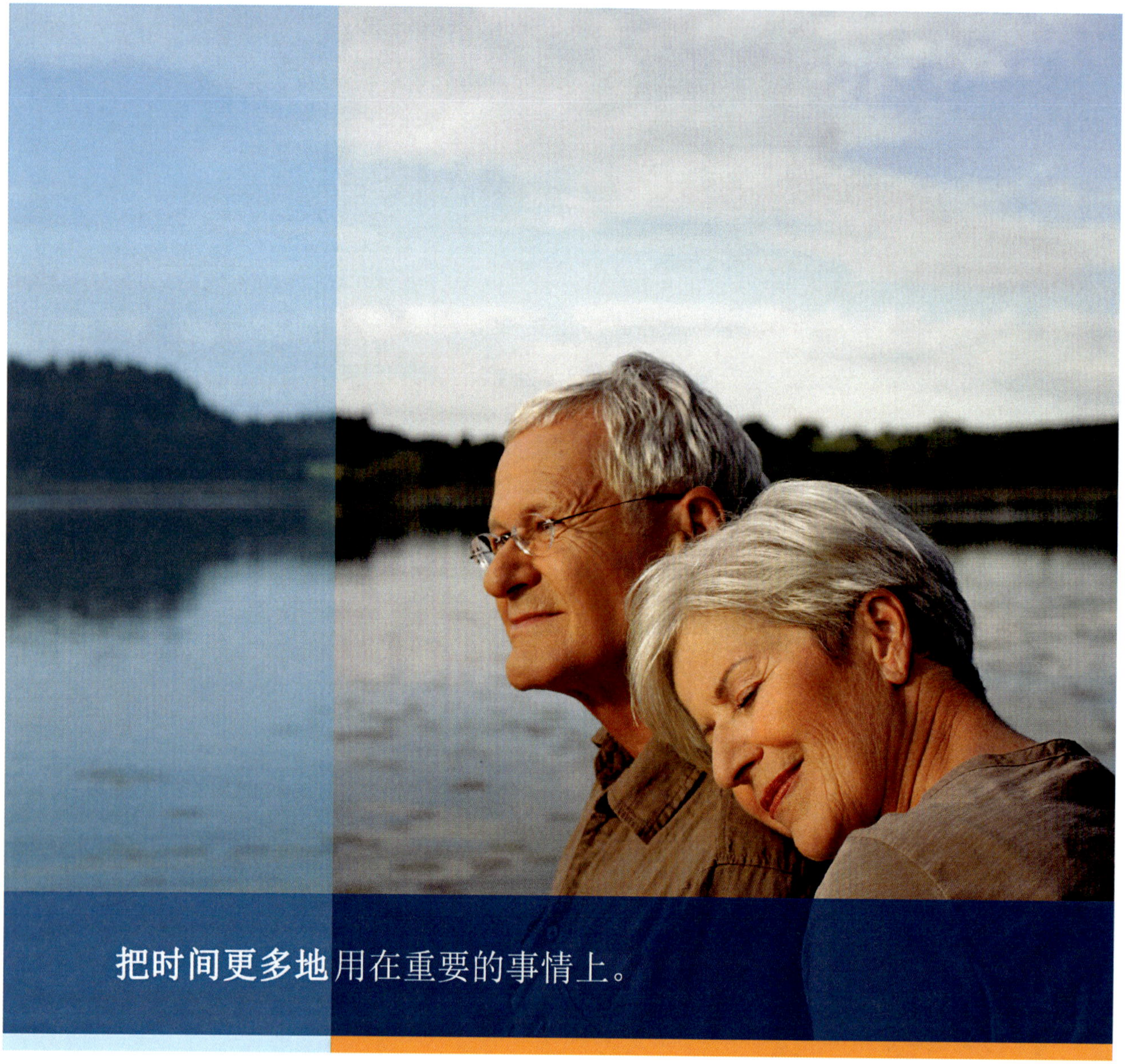

把时间更多地用在重要的事情上。

参见 Ben 的故事

如果您的肺里有阴影或结节，您要尽可能多地了解这个状况，这一点很重要。幸运的是，如今，医生可以选用微创手段来判断您的结节是什么，是否需要对它采取治疗措施。

superDimension™ 导航系统被 Galien 基金会提名为年度最佳医疗技术，来看看这项技术是怎样影响 Ben Carlsen 的生活吧，以及医生做出的快速诊断怎样让他继续从事自己最爱的活动吧。

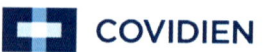

superdimension.com/testimonials/ben-carlsen/

COVIDIEN

为生活带来积极成果

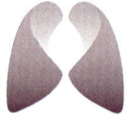

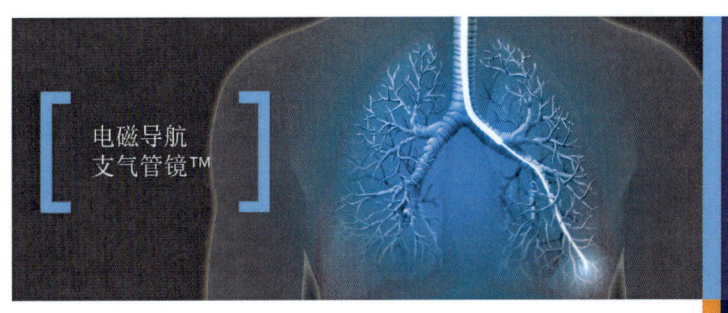

电磁导航
支气管镜™

什么是电磁导航支气管镜™ 检查？

电磁导航支气管镜™检查是一种以微创的方式进入到难以触及的肺部区域，从而协助诊断肺部疾病的方法。

它的工作原理是什么？

正如汽车里的全球定位系统的原理一样，带有肺部定位系统（LungGPS）的 superDimension™ 导航系统通过使用计算机断层扫描绘制出您的肺部路径图。医师按照这个路径图在肺内沿着气道找到那个结节。

医师通过口腔或鼻腔将支气管镜插入到肺部。支气管镜到位之后，医师可以沿着肺部的自然气道找到肺部结节。医师用一个极微小的器械从结节上取下样本。有时，医师还会在肺结节的附近加一个标记以便协助实施后续的治疗。

谁适合接受电磁导航支气管镜™ 检查？

电磁导航支气管镜™检查可以用于广泛的患者群，包括罹患肺功能低下或对有创检查风险较高的患者。已有7万多位患者在世界各地的领先医学机构中接受了这种检查。

有什么风险？

创伤越大的操作发生并发症的风险也越大。气胸（肺萎陷）是最常见的风险。对于像细针穿刺这样的操作，发生率可以高达40%。[1]由于电磁导航支气管镜™检查是一项以自然气道为通路的微创操作，发生并发症的风险较小。

请从 www.superdimension.com 上了解更多有关电磁导航支气管镜™ 检查的信息。

1.　Cox J, et al. Transthoracic Needle Aspiration Biopsy: Variables That Affect Risk of Pneumothorax. Radiology. 1999; 212:165-168.

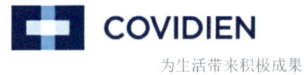

为生活带来积极成果

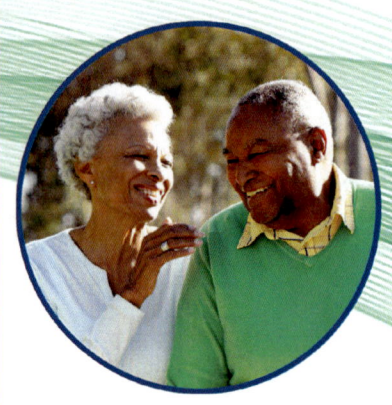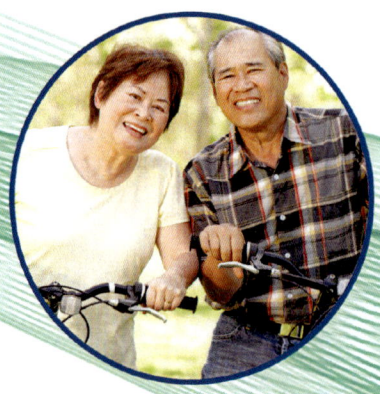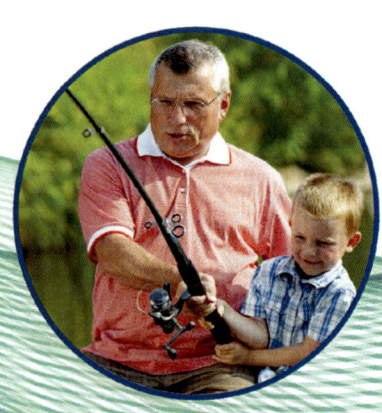
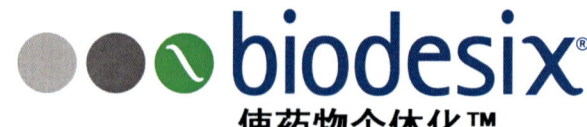
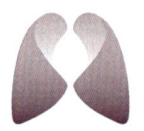

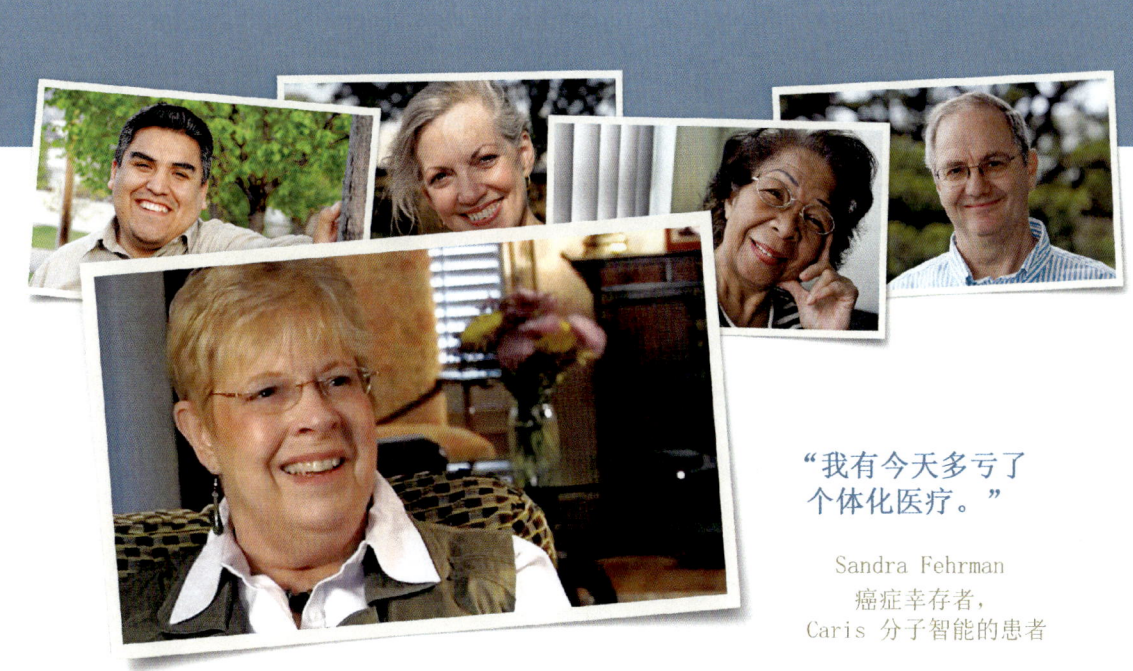

"我有今天多亏了
个体化医疗。"

Sandra Fehrman
癌症幸存者，
Caris 分子智能的患者

个体化医疗的时代已经到来

在 **Caris** 生命科学，我们正在通过新型的癌症血样检查、新型癌症治疗智能和精确的健康信息，在全世界范围内改变着医疗界。我们不是在等待医疗水平的改进。我们此时正在改进着医疗水平。

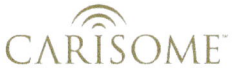

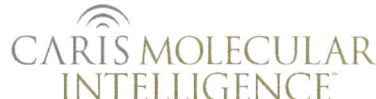

一项正在开发的、以检测癌症为目的、意义重大的基于血液的技术。

以实现个体化癌症治疗方案的选择为目的的先进分子学检测。

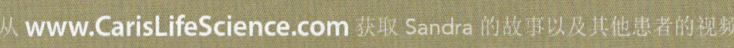

从 **www.CarisLifeScience.com** 获取 Sandra 的故事以及其他患者的视频。

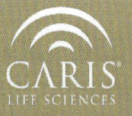

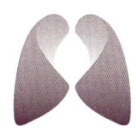

GTx®
新型科学。已经证实的路径。更好的药物。®
总部设在田纳西州孟菲斯的 GTx 有限责任公司是一家对小分子进行探索、开发和商业化的生物制药公司，这些小分子可以选择性地作用于新型或已证实的癌症治疗或预防路径、癌症治疗副作用的治疗、癌症相关性肌肉萎缩和其他严重的医学状况。在经历了十多年的发展之后，我们从一家以发现和开发候选药为重心的公司，成长为一家即将商业化药物的公司，以挽救患者生命并改善患者生活质量
www.gtxinc.com
175 Toyota Plaza, 7th Floor
Memphis, Tennessee 38103

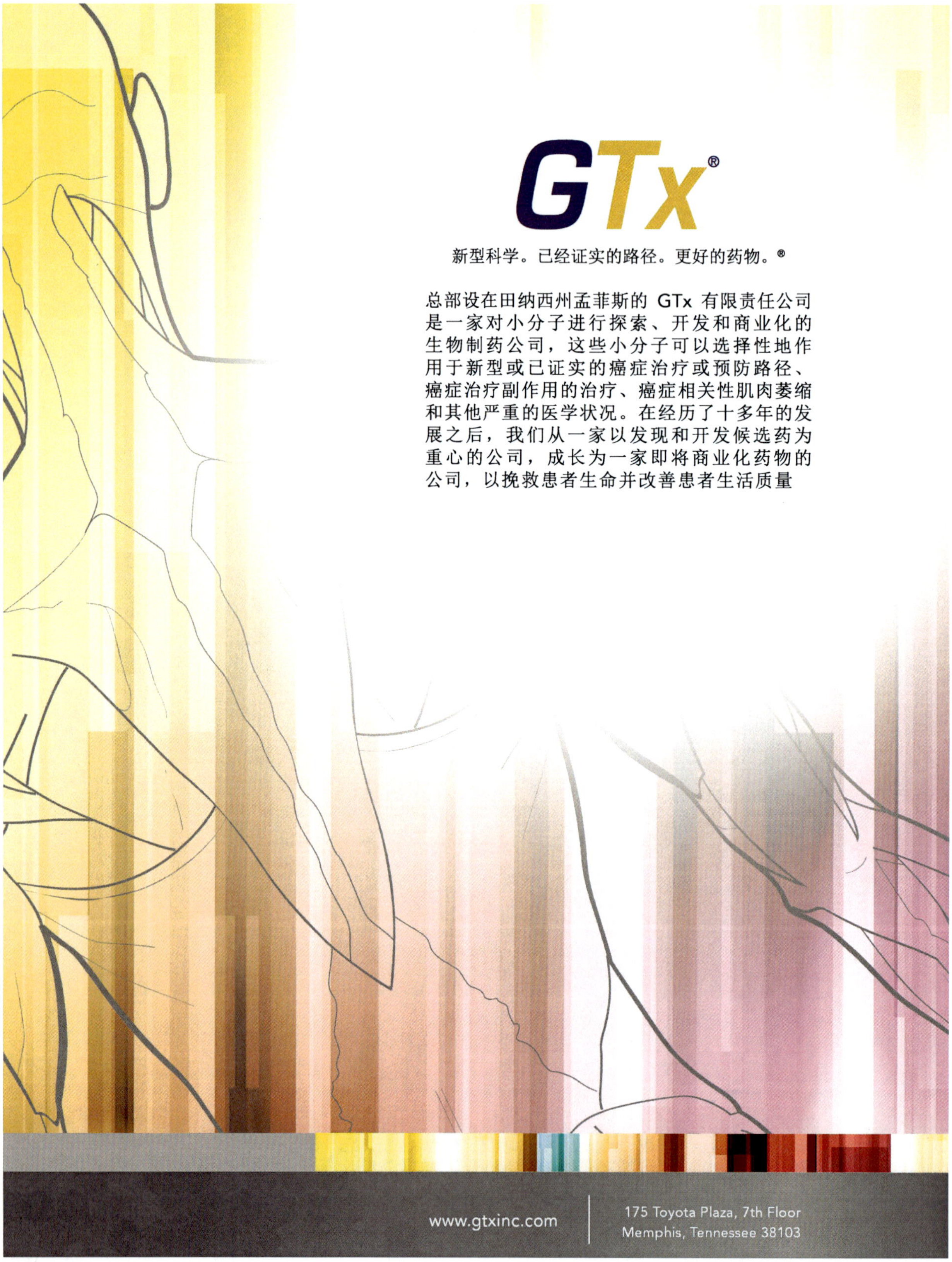

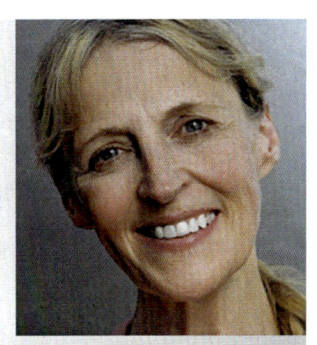
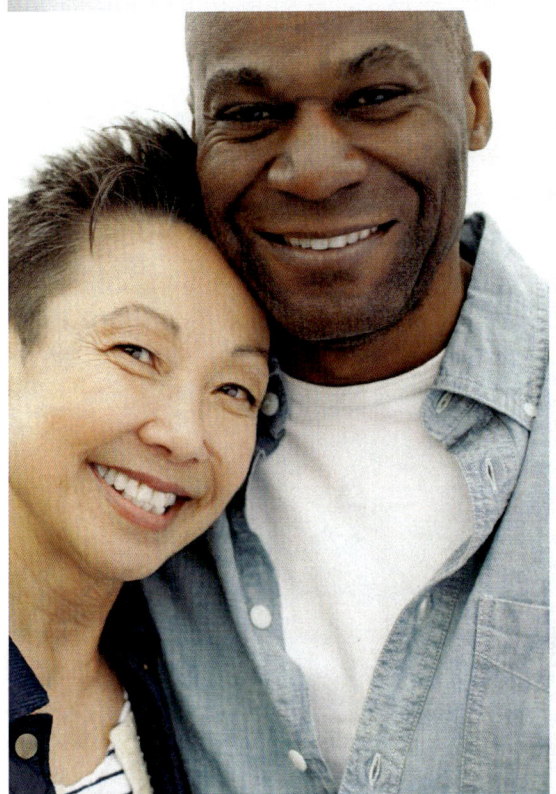
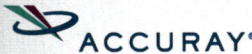
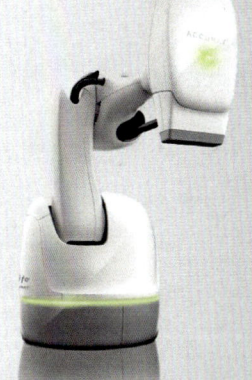
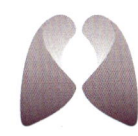

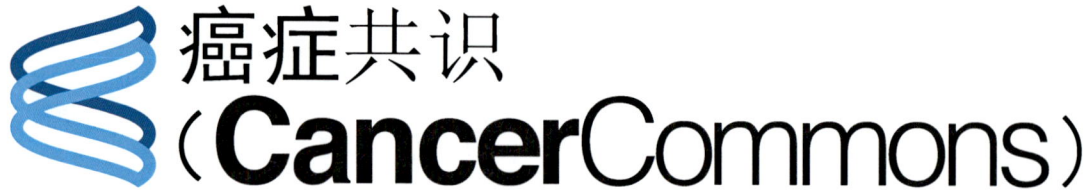

癌症共识
（**Cancer**Commons）

"癌症共识将患者置于一项卓越实验的前沿，以找出个体化医学的解决方案。"

Donald Kennedy 博士，斯坦福大学荣誉校长
及科学杂志编辑，2000 – 2008

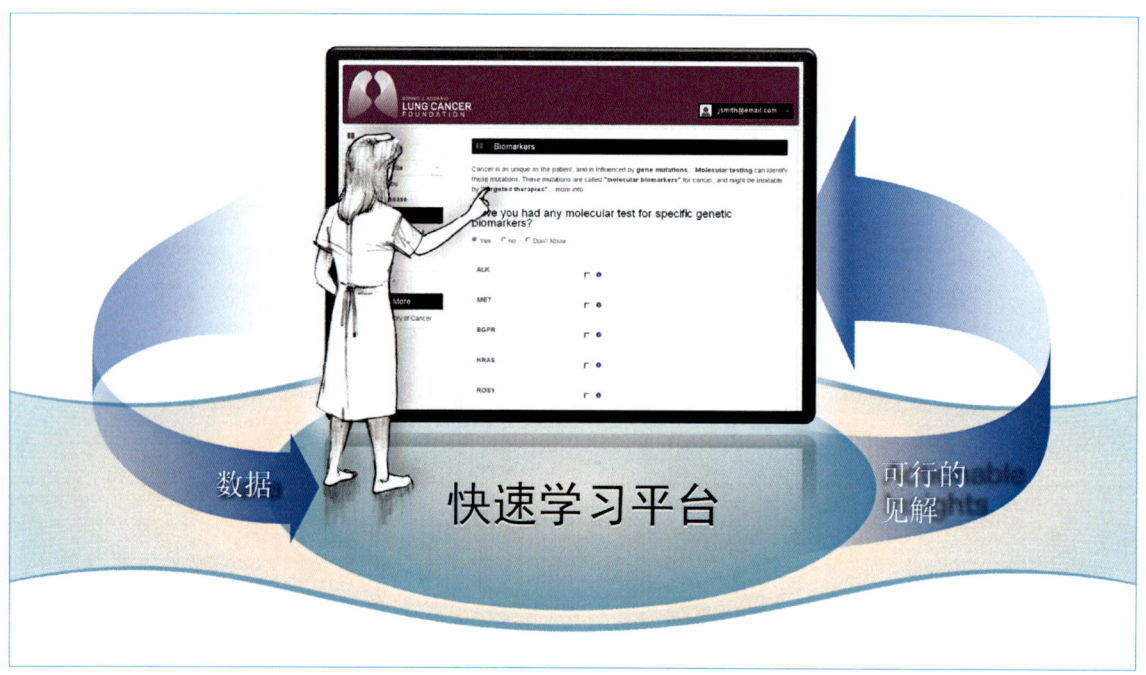

数据　　快速学习平台　　可行的见解

癌症共识和肺癌基金会共同邀请您为研究贡献您的数据。

研究人员和医师需要患者的数据，以便对其在快速学习社区中有关癌症生物特性和治疗的假设，进行验证和改善。对于您的情况，您告知我们的越多，我们越能够更好地为您提供个体化的信息和机遇。请在今天就加入我们的行列吧。

lungcancerfoundation.dyd.cancercommons.org

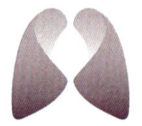

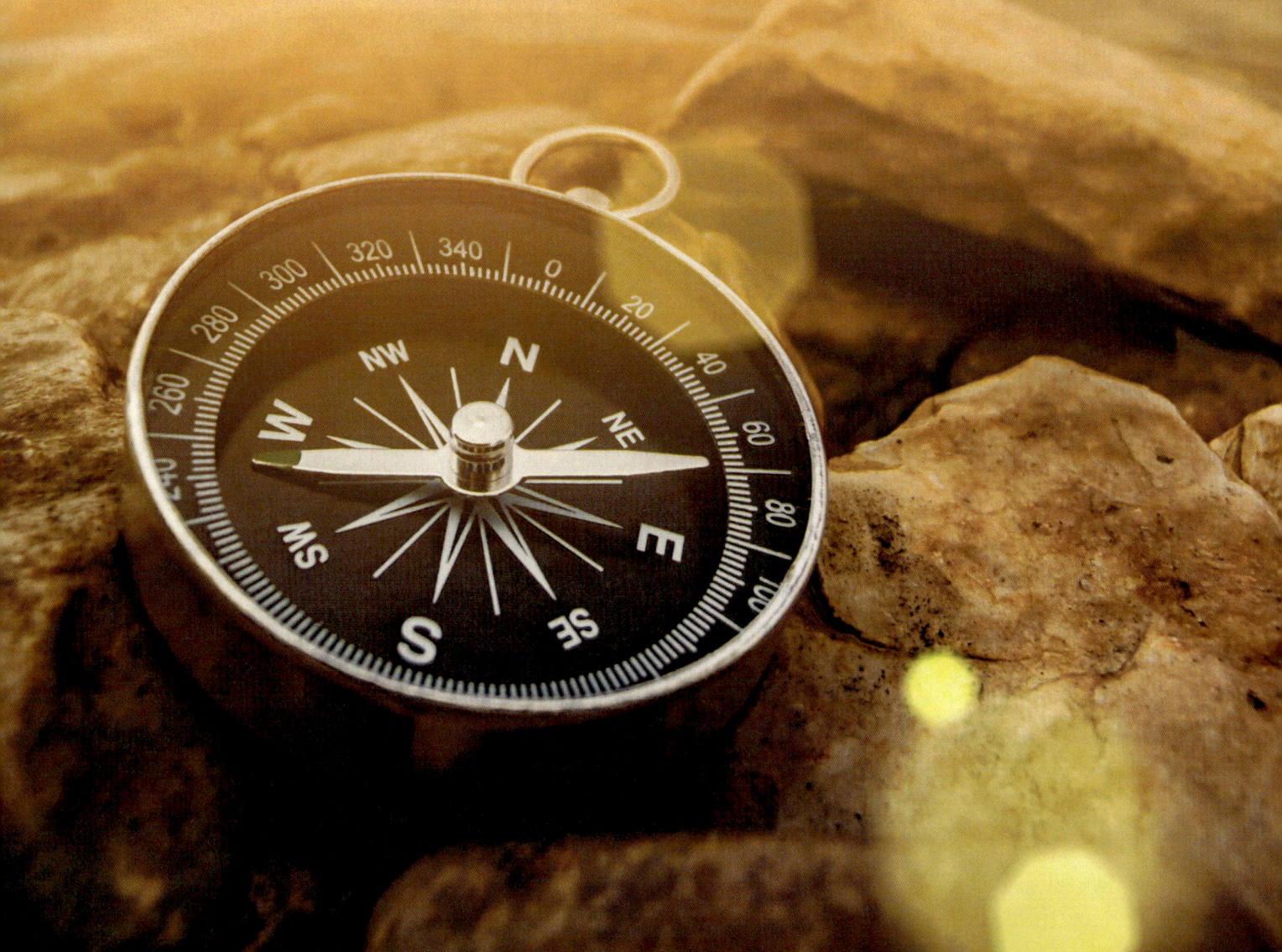

词汇表

我属于这个基金会，每年在佛罗里达州的盖恩斯维尔主办一次跑步，因为我想帮助所有病人进行抗争，在这场战斗中成为战士。

—*Caren Gorenberg*，*幸存者*

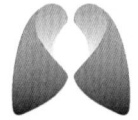

词 汇 表

DNA（脱氧核糖核酸）：它是所有细胞中控制细胞生长和功能的分子。

ENB™ 检查：见电磁导航支气管镜™检查。

电磁导航支气管镜™ 检查：也称为 ENB™ 检查，是一种微创方法，使用 superDimension™ 导航系统进入难以到达的肺部区域，以帮助诊断肺部疾病。

恶性：癌性

放射性同位素：是一种可以放射辐射线的原子，它发出的辐射线可以被放射设备显示。

分子测试：也被称为分子学分析或分子表达谱，它可以协助您的医疗团队识别出您的肿瘤中的特定生物标记物。

辅助治疗：任何在手术后开始实施的治疗。

咯血：咳出血液或染有血液的痰。

化疗方案：化疗药物的组合。

基因融合：是指两个先前独立的基因遗传物质混合在一起，从而形成的基因。

基因突变：基因结构的变化。

继发性肺癌：癌症在身体的其它部位形成并转移到肺。

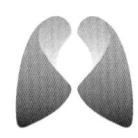

191

间皮：覆盖身体内脏和体腔的内膜。

良性：非癌性

淋巴结：淋巴系统的一部分，负责对流经它们的体液中的废弃物进行过滤。

淋巴系统：淋巴系统的功能是向细胞输送养分并带走废物。

气管：也称为"气道"，是连接咽部或喉部与肺部，并让空气通过的管道。

生物标记物：生物标记物（或生物学标记物）是一种非常特殊的物质，可以指示出特定疾病的存在。

新辅助治疗：任何在手术前开始实施的治疗（化疗或放疗）。

新一代测序：在短时间内对大量DNA进行精确测序的技术或方法。

胸膜：肺的外部表面的膜性结构。

胸膜固定术：这种操作通过插入胸部的导管，将化学物质注入到胸腔引起疤痕形成，从而将肺与其包膜"粘合"在一起。

胸腔镜：胸腔镜的软管末端装有摄像头，医生将其插入胸腔，以观察您胸腔内的情况。

预防性头颅照射（PCI）：PCI是一种放射治疗，用于杀死可能在 X 射线或扫描中见不到的脑内癌细胞。

原发性肺癌：开始于肺脏的肺癌。

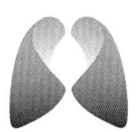

支气管：气管分成两个主支气管，它是让空气进入肺的气道通路。

致癌物：可导致癌症的物质。

肿瘤：一组聚集在一起的细胞。可以是良性（非癌性）或恶性（癌性）。

转移，转移的：癌症从其发生部位移动到身体的另一部位。

追踪标记物：是一枚金粒或铂线圈，被放置在肿瘤周围作为放射学标记。

自由基：暴露于致癌物质后，可在体内形成自由基分子，这些分子会损害细胞并使细胞的 DNA 发生变异。

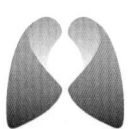

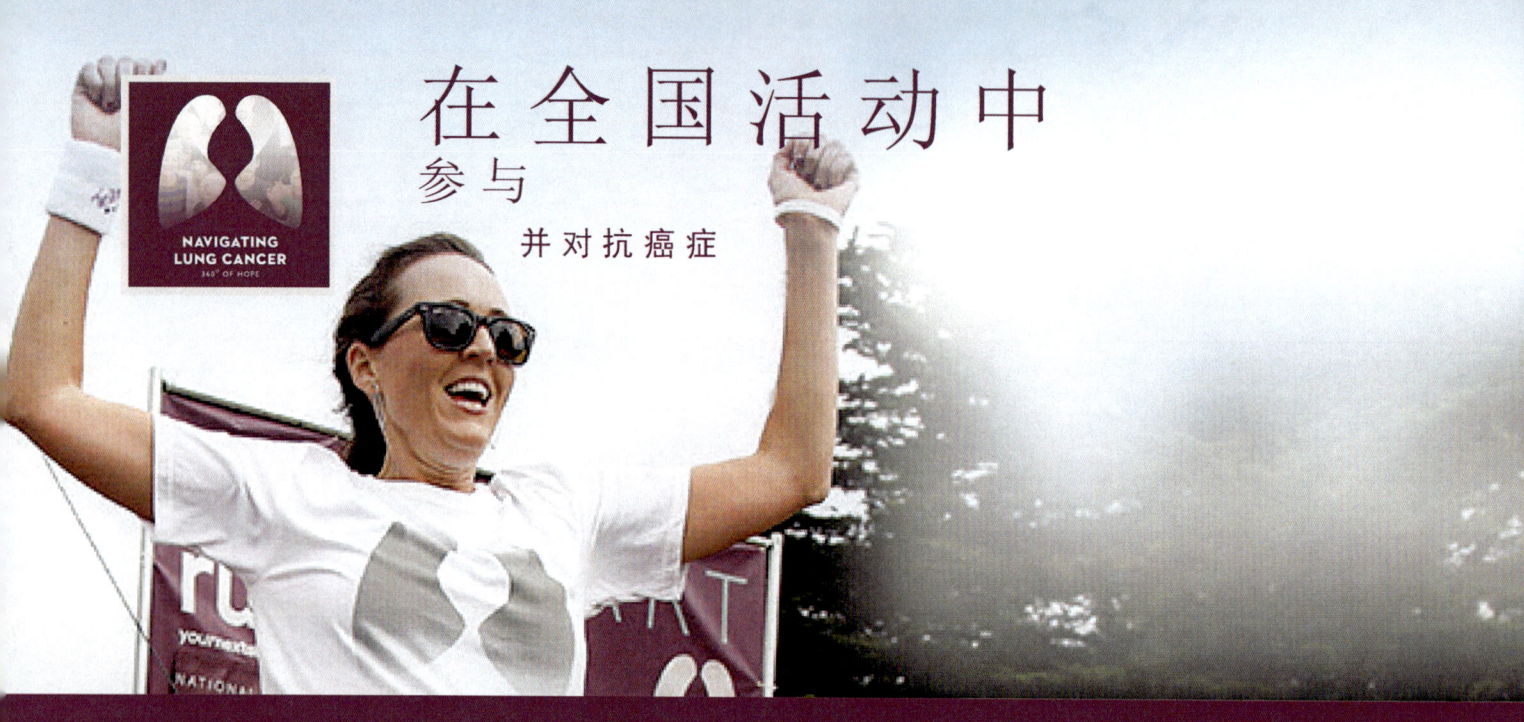

在全国活动中
参与
并对抗癌症

加入与癌抗争的队伍

与肺癌抗争需要大量资源，其中重要的一项就是资金支持。无论是通过全国步行/跑步活动系列、我们的年度盛会、还是越来越多的草根筹款活动，我们都要依靠支持者们的帮助才能继续我们的事业。

在那些为患者的肺癌战争"挺身而出"的人们的陪伴下，许许多多的患者在不同的历程阶段找到了平静、支持和勇气。您本不孤单。请浏览我们的活动列表，试着找出可以对您、您的朋友或家人有所启发的内容吧。

我们筹集的资金用于全世界的癌症研究。我们的目标是在 2023 年让肺癌成为一种可控的疾病。

www.lungcancerfoundation.org/events

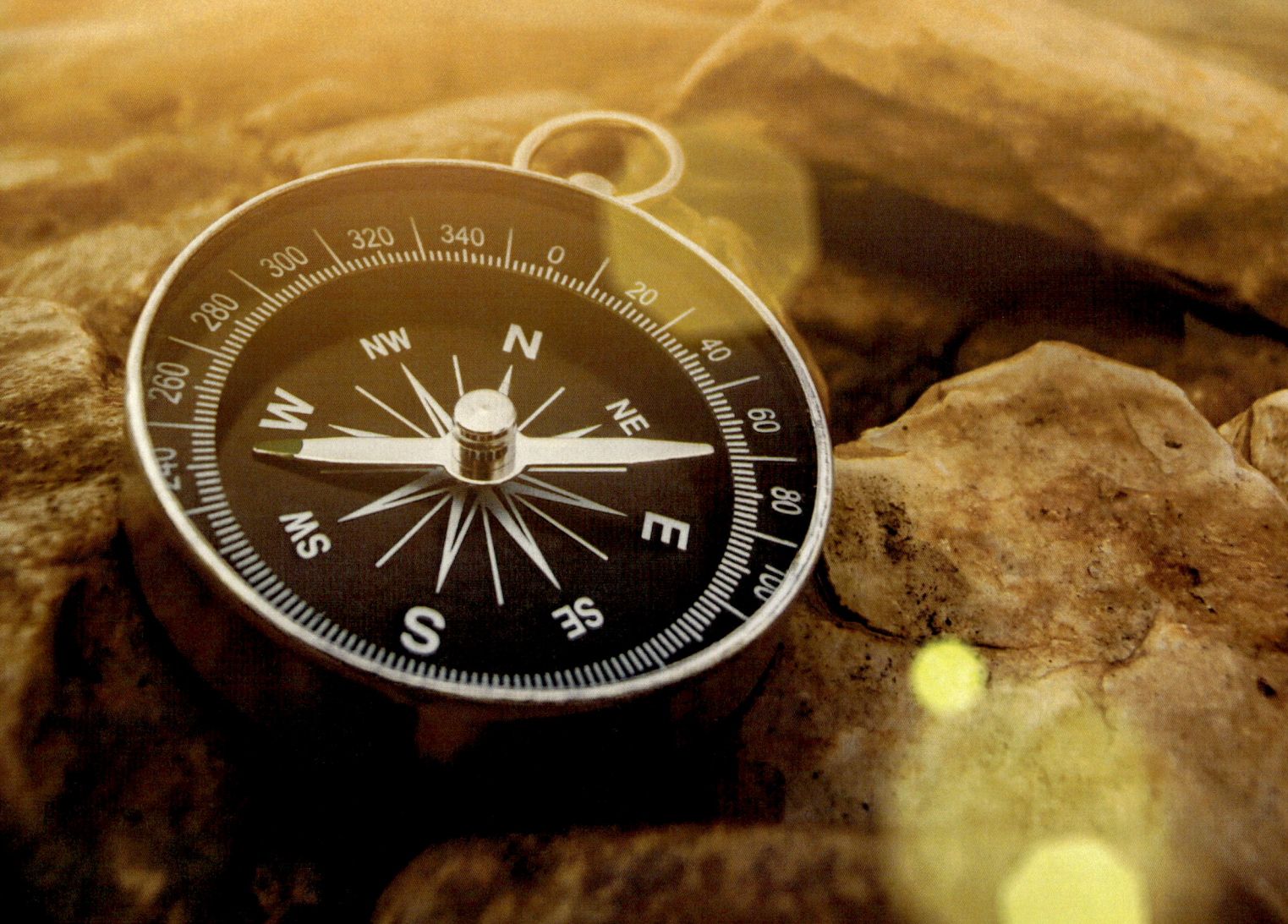

参考文献

我想找到一个治疗方法。

—*Ellis Cox*

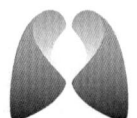

参 考 文 献

1. U.S. National Institutes of Health. (2012). National Cancer Institute: SEER Cancer Statistics Review, 1973-2009. 检索日期：2012年7月，检索网站：http://surveillance.cancer.gov/statistics/new_data.html.

2. American Cancer Society. (Oct 10, 2012). Lung Cancer (Non-Small Cell). 检索日期：2012年8月，检索网站：http://www.cancer.org/acs/groups/cid/documents/webcontent/003115-pdf.pdf.

3. Read WL, Page NC, Tierney RM, Piccirillo JF, Govindan R (August 2004). The epidemiology of bronchioloalveolar carcinoma over the past two decades: analysis of the SEER database. Lung Cancer 45(2), 137–42. 检索日期：2012年8月，检索网站：http://www.lungcancerjournal.info/article/S0169-5002%2804%2900054-6/abstract.

4. American Lung Association (n.d.). Understanding Mesothelioma. 检索日期：2012年6月，检索网站：http://www.lung.org/lung-disease/mesothelioma/understanding-mesothelioma.html

5. Mesothelioma Cancer Alliance. (November 21, 2012). Mesothelioma. 检索日期：2012年11月27日，检索网站：http://www.mesothelioma.com.

6. American Cancer Society. (Aug 15, 2012). Lung Carcinoid Tumor. 检索日期：2012年11月，检索网站：http://www.cancer.org/acs/groups/cid/documents/webcontent/003117-pdf.pdf.

7. Sarcoma Foundation of American (n.d.). Patient Resources About Sarcoma. 检索日期：2012年6月，检索网站：http://www.curesarcoma.org/

8. American Society of Clinical Oncology. (2005-2012). Epidermal Growth Factor Receptor (*EGFR*) Testing for Advanced Non-Small Cell Lung Cancer. 检索日期：2012年6月，检索网站：http://www.cancer.net/cancer-news-and-meetings/expert-perspective-cancer-news/epidermal-growth-factor-receptor-*EGFR*-testing-advanced-non-small-cell-lung-cancer.

9. Memorial Sloan-Kettering Cancer Center. (2012). Lung Cancer, Non-Small Cell: Personalized Medicine. 检索日期：2012年11月27日，检索网站：http://www.mskcc.org/print/cancer-care/adult/lung-non-small-cell/personalized-medicine.

10. National Cancer Institute. (n.d.). About NCCP. 检索日期：2012年9月，检索网站：http://ncccp.cancer.gov/about/index.htm.

11. Goldstraw, P. (2009). International Association for the Study of Lung Cancer: Staging Manual in Thoracic Oncology. Denver, CO: Editorial Rx Press.

12. Nagata Y, Hiraoka M, Shibata T, Onishi H, Kokubo M, Karasawa K, et al. A Phase II Trial of Stereotactic Body Radiation Therapy for Operable T1N0M0 Non-small Cell Lung Cancer: Japan Clinical Oncology Group (JCOG0403) [Abstract]. Int J Radiat Oncol Biol Phys 2010;78: s27-8.

13. Timmerman R, Paulus R, Galvin J, Michalski J, Straube W, Bradley J, et al. Stereotactic body radiation therapy for inoperable early stage lung cancer. JAMA 2010;303:1070-6.

14. Chang, H.J. & etal. (2008). Risk factors of radiation pneumonitis in lung cancer. J Clin Oncol 26: 2008 (May 20 suppl; abstr 7573). 检索日期：2012年12月20日，检索网站：http://www.asco.org/ASCOv2/Meetings/Abstracts?&vmview=abst_detail_view&confID=55&abstractID=34433.

15. Cancer Treatment Centers of America. (2012). Stage I Non-Small Cell Lung Cancer. 检索日期：2012年11月27日，检索网站：http://www.cancercenter.com/lung-cancer/lung-cancer-staging/nsclc-stage-I.cfm.

16. Cancer Treatment Centers of America. (2012). Stage II Non-Small Cell Lung Cancer. 检索日期：2012年11月27日，检索网站：http://www.cancercenter.com/lung-cancer/lung-cancer-staging/nsclc-stage-II.cfm.

17. Cancer Treatment Centers of America. (2012). Stage III Non-Small Cell Lung Cancer. 检索日期：2012年11月27日，检索网站：http://www.cancercenter.com/lung-cancer/lung-cancer-staging/nsclc-stage-III.cfm.

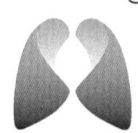

18. Cancer Treatment Centers of America. (2012). Stage IV Non-Small Cell Lung Cancer. 检索日期：2012年11月27日，检索网站：http://www.cancercenter.com/lung-cancer/lung-cancer-staging/nsclc-stage-IV.cfm.

19. Reveiz, L., et al. (2012 Jun). Chemotherapy for brain metastases from small cell lung cancer. Cochrane Database Syst Rev. 13;6: CD007464. 检索日期：2012年7月，检索网站：http://www.ncbi.nlm.nih.gov/pubmed/22696370.

20. Friedman MA, Cain DF. (1990). National Cancer Institute sponsored cooperative clinical trials. Cancer. 65(10 suppl):2376–2382.

21. ClinicalTrials.gov. (2012). ClincalTrials.gov A service of the U.S. National Institutes of Health. 检索日期：2012年11月27日，检索网站：www.clinicaltrials.gov.

22. Complementary/Integrative Medicine Education Resources. (n.d.) The University of Texas MD Anderson Cancer Center. 检索日期：2012年8月，检索网站：http://www.mdanderson.org/education-and-research/resources-for-professionals/clinical-tools-and-resources/cimer/index.html.

23. Hospice Foundation of America. (n.d.). Myths and Facts About Hospice. 检索日期：2012年7月，检索网站：http://www.hospicefoundation.org/hospicemyths.

- American Cancer Society. (n.d.). Understanding Chemotherapy: A Guide for Patients and Families. 检索日期：2012年7月，检索网站：http://www.cancer.org/Treatment/TreatmentsandSideEffects/TreatmentTypes/Chemotherapy/UnderstandingChemotherapyAGuideforPatientsandFamilies/index.

- National Cancer Institute. (n.d.). Chemotherapy Side Effects Fact Sheets. 检索日期：2012年7月，检索网站：http://www.cancer.gov/cancertopics/coping/chemo-side-effects.

- National Cancer Institute. (n.d.). Lung Cancer. 检索日期：2012年6月，检索网站：http://www.cancer.gov/cancertopics/types/lung.

- National Institutes of Health. (11 Jan. 2011). NIH Clinical Research Trials And You. 检索日期：2012年6月，检索网站：http://www.nih.gov/health/clinicaltrials/basics.htm.

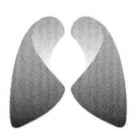

1. Hagemann IS, Devarakonda S, Lockwood CM, Spencer DH, Guebert K, Bredemeyer AJ, et al. Clinical next-generation sequencing in patients with non-small cell lung cancer. Cancer. 2015;121:631–9.

2. Villaflor V, Won B, Nagy R, Banks K, Lanman RB, Talasaz A, et al. Biopsy-free circulating tumor DNA assay identifies actionable mutations in lung cancer. Oncotarget. 2016;7:66680–891.

3. Thompson JC, Yee SS, Troxel AB, Savitch SL, Fan R, Balli D, et al. Detection of therapeutically targetable driver and resistance mutations in lung cancer patients by next generation sequencing of cell-free circulating tumor DNA. Clin Cancer Res Off J Am Assoc Cancer Res. 2016;

4. Ali SM, Hensing T, Schrock AB, Allen J, Sanford E, Gowen K, et al. Comprehensive Genomic Profiling Identifies a Subset of Crizotinib-Responsive ALK-Rearranged Non-Small Cell Lung Cancer Not Detected by Fluorescence In Situ Hybridization. The Oncologist. 2016;21:762–70.

5. Cheng L, Alexander RE, Maclennan GT, Cummings OW, Montironi R, Lopez-Beltran A, et al. Molecular pathology of lung cancer: key to personalized medicine. Mod Pathol Off J U S Can Acad Pathol Inc. 2012;25:347–69.

6. Drilon A, Wang L, Arcila ME, Balasubramanian S, Greenbowe JR, Ross JS, et al. Broad, Hybrid Capture-Based Next-Generation Sequencing Identifies Actionable Genomic Alterations in Lung Adenocarcinomas Otherwise Negative for Such Alterations by Other Genomic Testing Approaches. Clin Cancer Res Off J Am Assoc Cancer Res. 2015;21:3631–9.

7. Lim SM, Kim EY, Kim HR, Ali SM, Greenbowe JR, Shim HS, et al. Genomic profiling of lung adenocarcinoma patients reveals therapeutic targets and confers clinical benefit when standard molecular testing is negative. Oncotarget. 2016;7:24172–8.

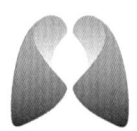

8. Schrock AB, Frampton GM, Herndon D, Greenbowe JR, Wang K, Lipson D, et al. Comprehensive Genomic Profiling Identifies Frequent Drug-Sensitive *EGFR* Exon 19 Deletions in NSCLC not Identified by Prior Molecular Testing. Clin Cancer Res Off J Am Assoc Cancer Res. 2016;22:3281–5.

9. Cancer Genome Atlas Research Network. Comprehensive molecular profiling of lung adenocarcinoma. Nature. 2014;511:543–50.

10. Campbell JD, Alexandrov A, Kim J, Wala J, Berger AH, Pedamallu CS, et al. Distinct patterns of somatic genome alterations in lung adenocarcinomas and squamous cell carcinomas. Nat Genet. 2016;48:607–16.

11. Ettinger DS, Wood DE, Akerley W, Bazhenova LA, Borghaei H, Camidge DR, et al. Non-Small Cell Lung Cancer, Version 6.2015. J Natl Compr Cancer Netw JNCCN. 2015;13:515–24.

12. Novello S, Barlesi F, Califano R, Cufer T, Ekman S, Levra MG, et al. metastatic non-small-cell lung cancer: ESMO Clinical Practice Guidelines for diagnosis, treatment and follow-up. Ann Oncol Off J Eur Soc Med Oncol. 2016;27:v1–27.

13. Arrieta O, Cardona AF, Martín C, Más-López L, Corrales-Rodríguez L, Bramuglia G, et al. Updated Frequency of *EGFR* and *KRAS* Mutations in NonSmall-Cell Lung Cancer in Latin America: The Latin-American Consortium for the Investigation of Lung Cancer (CLICaP). J Thorac Oncol Off Publ Int Assoc Study Lung Cancer. 2015;10:838–43.

14. Planchard D, Besse B, Groen HJM, Souquet P-J, Quoix E, Baik CS, et al. Dabrafenib plus trametinib in patients with previously treated *BRAF*(V600E)-mutant metastatic non-small cell lung cancer: an open-label, multicentre phase 2 trial. Lancet Oncol. 2016;

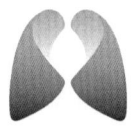

15. Sholl LM, Aisner DL, Varella-Garcia M, Berry LD, Dias-Santagata D, Wistuba II, et al. Multi-institutional Oncogenic Driver Mutation Analysis in Lung Adenocarcinoma: The Lung Cancer Mutation Consortium Experience. J Thorac Oncol Off Publ Int Assoc Study Lung Cancer. 2015;10:768–77.

16. Mazières J, Barlesi F, Filleron T, Besse B, Monnet I, Beau-Faller M, et al. Lung cancer patients with *HER2* mutations treated with chemotherapy and *HER2*-targeted drugs: results from the European EU*HER2* cohort. Ann Oncol Off J Eur Soc Med Oncol ESMO. 2016;27:281–6.

17. Li BT, Ross DS, Aisner DL, Chaft JE, Hsu M, Kako SL, et al.*HER2* Amplification and *HER2* Mutation Are Distinct Molecular Targets in Lung Cancers. J Thorac Oncol. 2016;11:414–9.

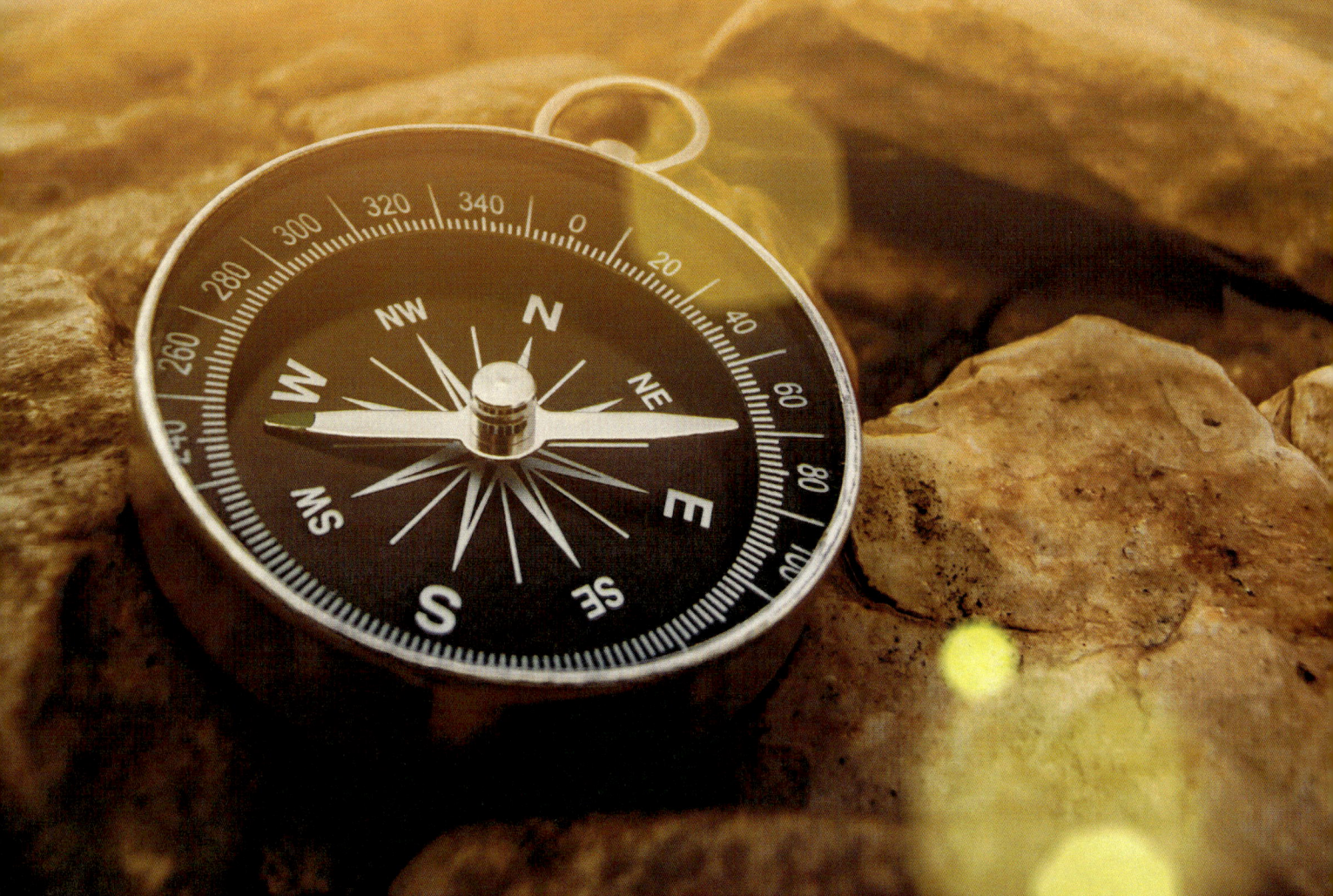

索引

索 引

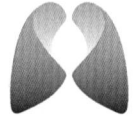

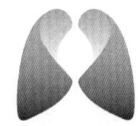

Z

对那些被诊断患有肺癌的人而言，基金会是一束闪亮的光。他们知识渊博、乐于助人、乐于奉献、富有同情心并且充满活力 - 从接听电话的人（感谢 Kim！）到基金会的每一个人都是如此！他们不辞劳苦，改变了那些肺癌患者的生活。作为一名肺癌幸存者，我为自己的团队感到自豪并心存感激。

—*Jane Millman，幸存者*

高级主管

Bonnie J. Addario
主席、肺癌幸存者

David LeDuc
执行董事

Danielle Hicks
患者服务与项目部副执行董事

Andrea Parks
伙伴关系与发展部副执行董事

Guneet Walia 博士
研究与医疗事务高级总监

员工

Debi Beltramo
财务总监

Samantha Cummis
营销与传播总监

Kendall Dempsey
事件和数据库管理员

Jennifer Hughes
国家事务主任

Leah Fine
卓越中心项目经理

Gina Tallerico
事件协调员

Emily Bennett Taylor
发言人/患者代言人

Katie Wilcox
国家事务经理

Michele Zeh
患者服务和项目部经理

Kim
办公室管理员

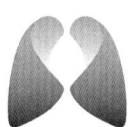

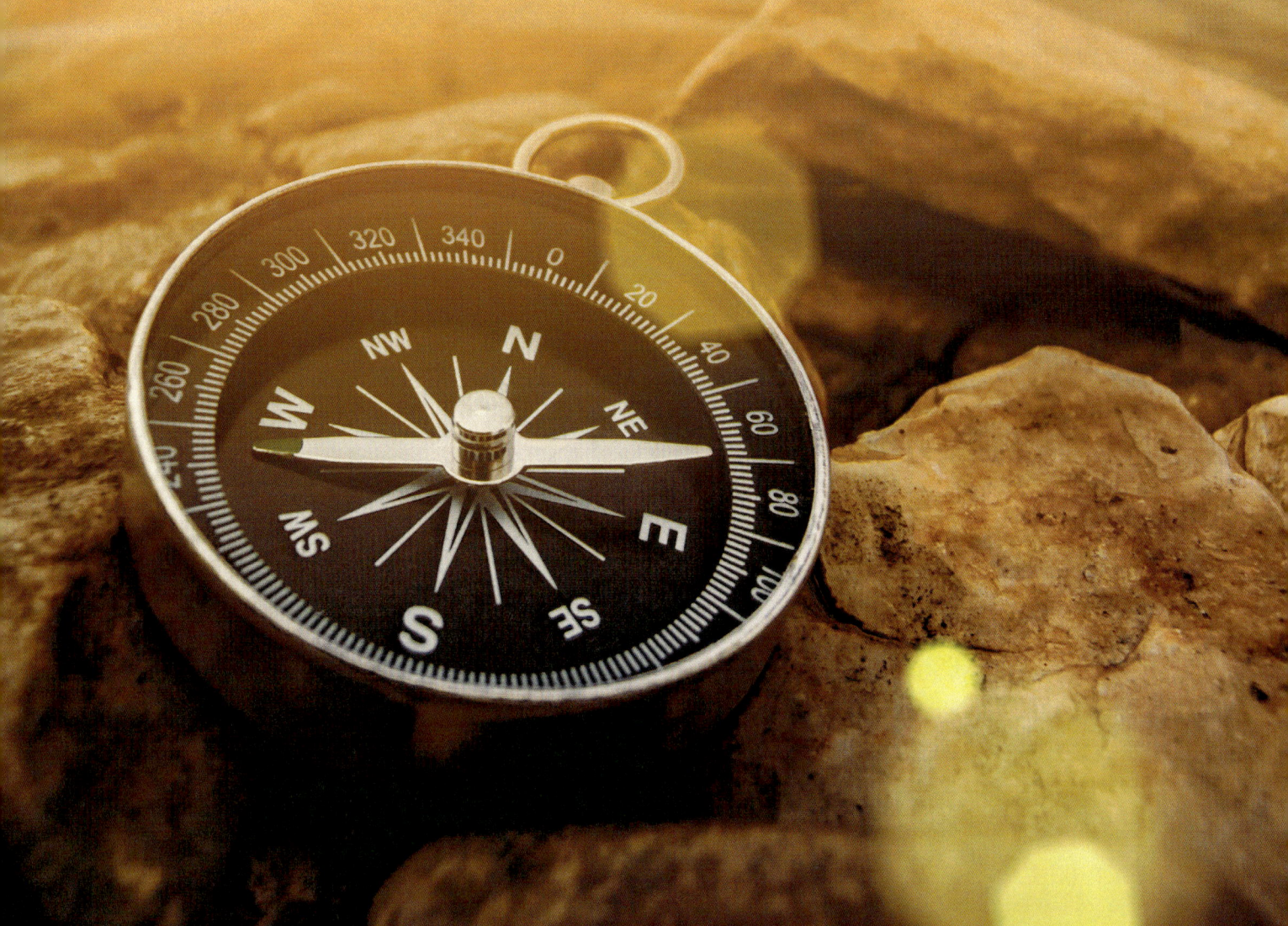

资源

全国有多个资源可为患者及其家庭提供医疗帮助、社会服务、财务指导、临床试验信息，以及提供有关带肺癌生活的建议（饮食、运动等）。ALCF 的肺癌资源列表，包括地方和全国列表，对于需要了解和应对该疾病的人具有价值。请访问他们的网站。

肺癌资源
Bristol-Myers Squibb
Cancer Research Institute（癌症研究所）
Early Detection Lung Cancer Screening（I-ELCAP）（肺癌筛查的早期检测）
Mesothelioma Applied Research Foundation（间皮瘤应用研究基金会）
National Cancer Institute（NCI）（国家癌症研究所）
National Cancer Institute: Map of Cancer Centers（国家癌症研究所：癌症中心地图)
National Comprehensive Cancer Network（NCCN）Treatment Guidelines（国家综合癌症网络（NCCN）治疗指南）
National Institute of Health（NIH）（国家卫生研究所）
OncLive
Radiological Society of North America（北美放射学会）

研究教育组织
Caring Ambassadors: Lung Cancer（关怀大使：肺癌）
Free to Breathe（自由呼吸）
Global resource for Advancing Cancer Education（GRACE）（推进癌症教育的全球资源）
Lung Cancer Alliance（肺癌联盟）
Lung Cancer Foundation of America（LCFA）（美国肺癌基金会）
LungCAN
Lungevity
Uniting Against Lung Cancer（UALC）（联合抗肺癌）

财务援助/保险
Bristol-Myers Squibb
Cancer Financial Assist Coalition（CFAC）（癌症财务协助联盟）
Cancer.net
CancerCare（癌症治疗）
Good Days
肺癌和社会保障残疾福利
Patient Access Network Foundation（患者接入网络基金会）
Patient Advocate Foundation（PAF）（病人权益基金会）
Patient Advocate Foundation Co-Pay Relief（病人权益基金会共付费减免）
Pfizer: RxPathways

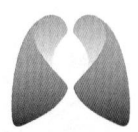

药物援助
Boehringer Ingelheim: Patient Assistance Program（Boehringer Ingelheim：患者援助计划）
Bristol-Myers Squibb
Celgene Patient Support（Celgene 患者支持）
Genentech: Access Solutions
Lilly Oncology: PatientOne
Needy Meds
RxResource.org

交通和旅行
American Cancer Society: Road to Recovery（美国癌症协会：康复之路）
Angel Flight West
Bristol-Myers Squibb
Joe's House（乔之家）
National Patient Travel Center（国家患者旅行中心）

支持
Bay Area Jewish Healing
CarePages
Hospice Foundation of America（美国临终关怀基金会）
Imerman Angels
Inogen One Oxygen Concentrators（Inogen One 制氧机）
KARA
Legacy: Ex Plan
Livestrong Foundation（Livestrong 基金会）
LVNG With Lung Cancer, a new site from AstraZeneca（带肺癌生存，AstraZeneca 的新网址）
MyLifeLine.org Cancer Foundation（MyLifeLine.org 癌症基金会）
Pathways （通路）
Stupid Cancer （愚蠢的癌症）
The Empowered Patient Coalition（强化患者联盟）
Tweet 2 Quit
UCSF Medical Center Bereavement Resources and Services（UCSF 医学中心丧亲资源和服务）

临床试验支持
ClinicalTrials.gov
EmergingMed

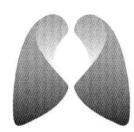

我从一开始就参与基金会。我是一名已存活 18 年的 IV 期肺癌幸存者，曾试图真正全面地了解肺癌的基础知识和其它治疗选择。ALCMI 和我们资助的任何项目，都可能会开发出一个用于早期检测的创新方法、一种新型治疗药物，或建立对癌症治病机理的全新基础理解。科学一定会迅速改变现状，此刻是让人兴奋的时刻，而我和基金会全体，会见证美好的将来。

—*Wells Whitney*，*幸存者*

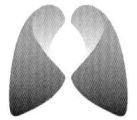

ADDARIO LUNG CANCER FOUNDATION
CENTERS OF EXCELLENCE

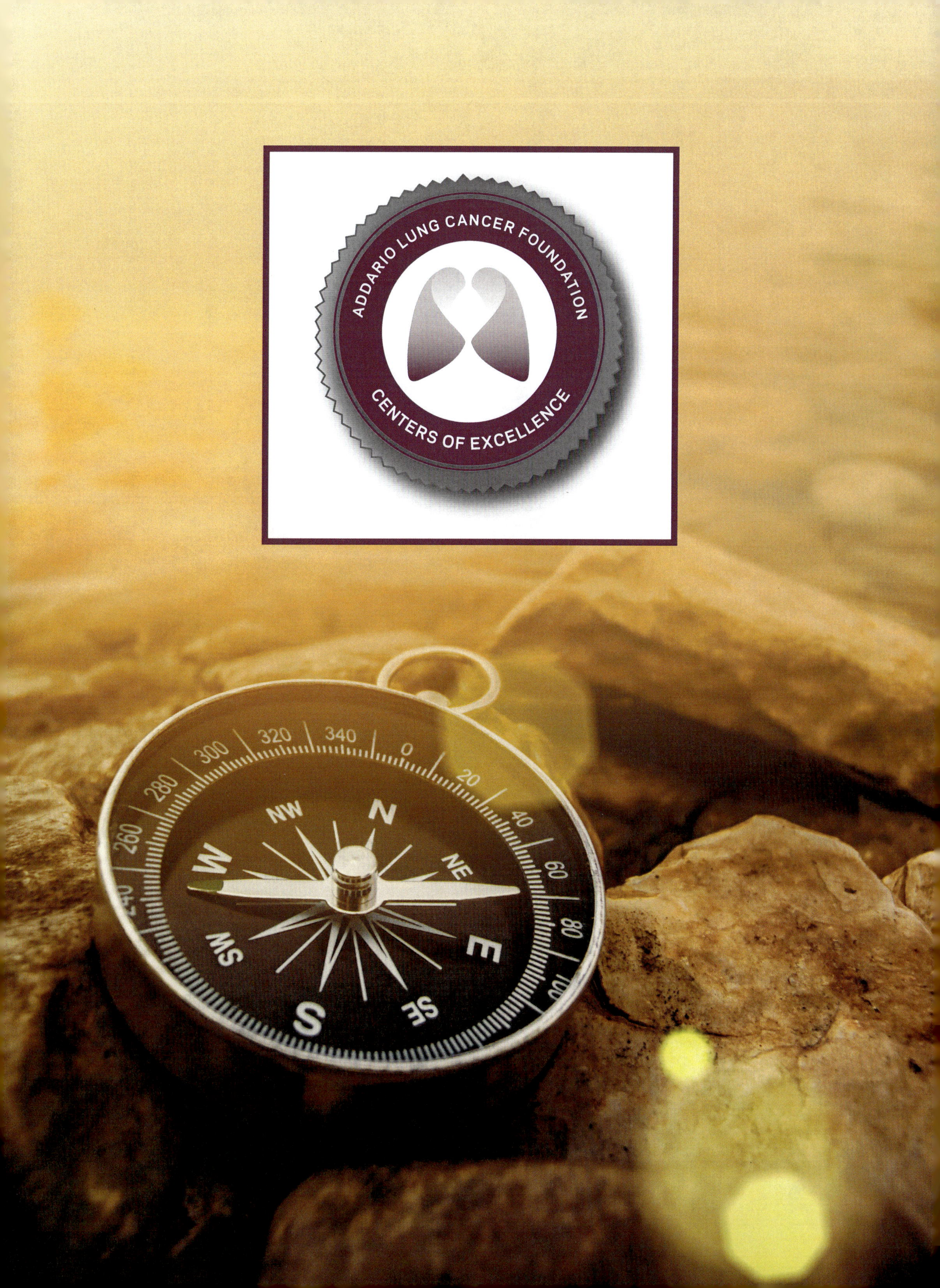

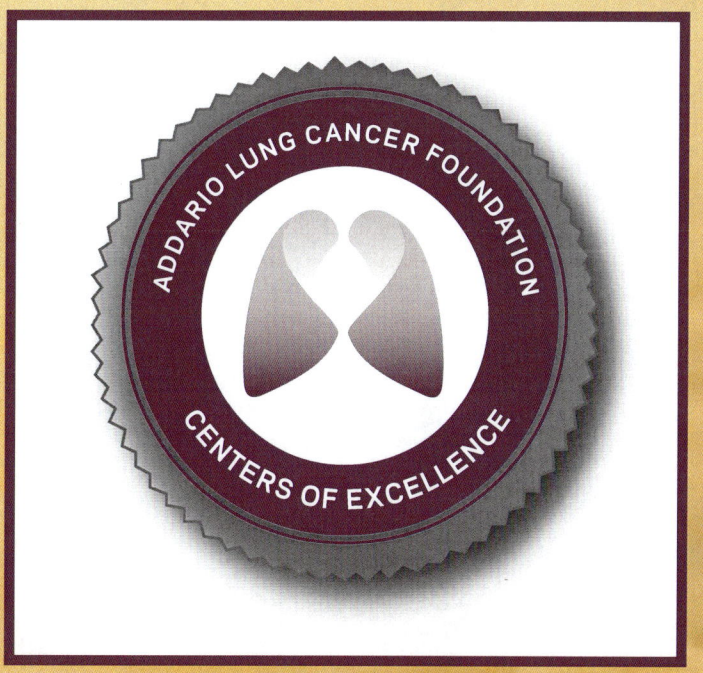

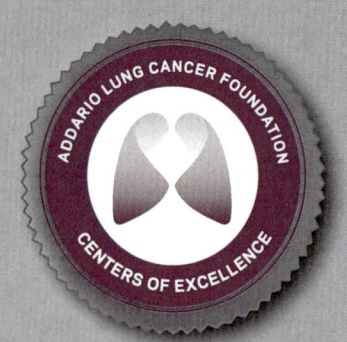

社区医院卓越中心计划根植于这样的信念，即治疗肺癌的最佳方式是根据每个病人的总体情况，协调提供多学科的综合治疗。

我们考虑"总体情况"。

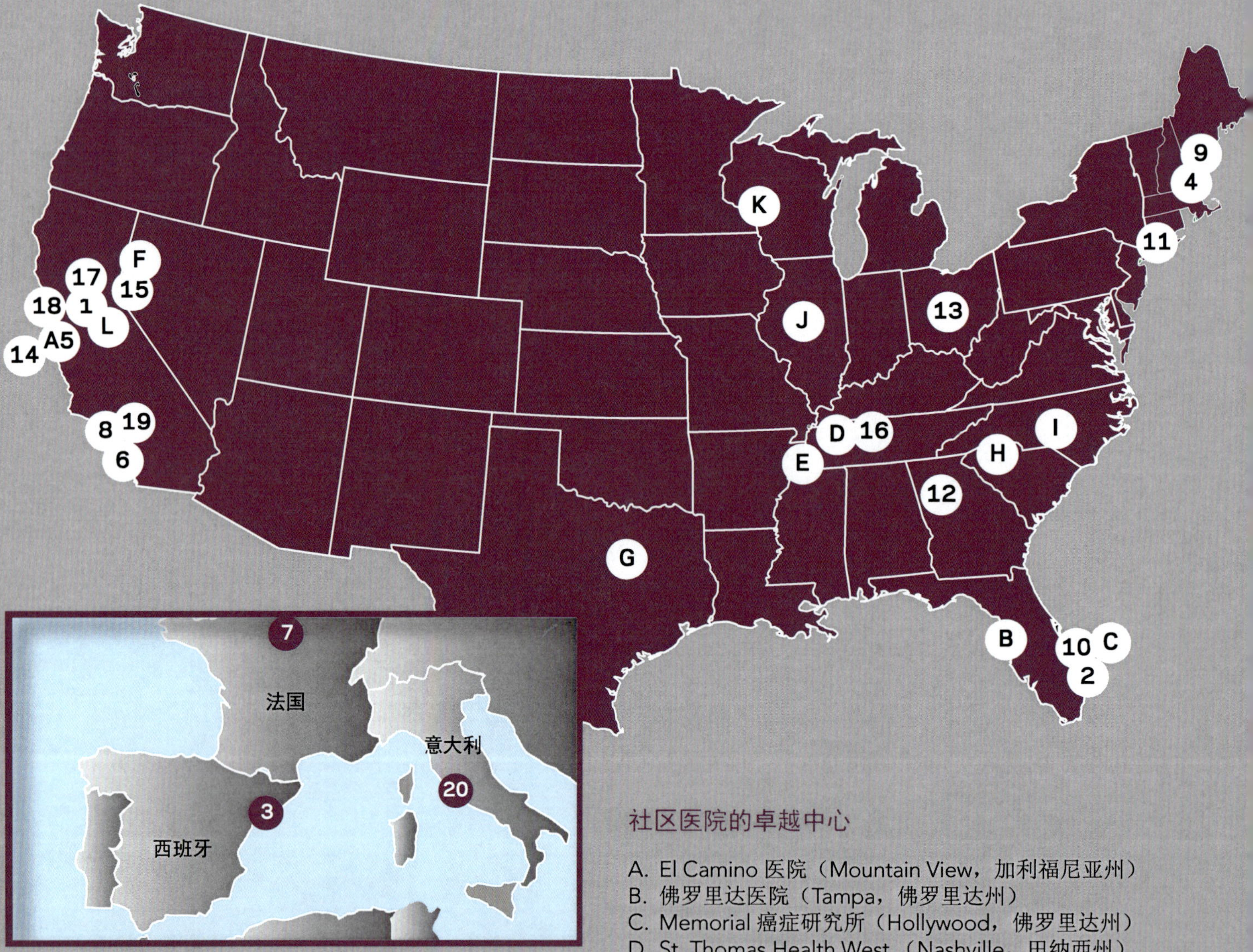

社区医院的卓越中心

A. El Camino 医院（Mountain View，加利福尼亚州）

B. 佛罗里达医院（Tampa，佛罗里达州）

C. Memorial 癌症研究所（Hollywood，佛罗里达州）

D. St. Thomas Health West （Nashville，田纳西州）

E. Baptist 纪念医院（Memphis，田纳西州）

F. Gene Upshaw Memorial Tahoe Forest 癌症中心（Lake Tahoe，内华达州）

G. Texas Oncology-Presbyterian 癌症中心（Dallas，得克萨斯州）

H. Gibbs 癌症中心（Spartanburg，南卡罗来纳州）

I. First Health Moore Regional （Pinehurst，北卡罗来纳州）

J. OSF St. Francis（Peoria，伊利诺伊州）

K. Gunderson Health （Lacrosse, 威斯康星州）

L. Dignity Health 癌症研究所 – Mercy San Juan 医学中心 (Carmichael, CA)

在众人慷慨的支持下为您提供

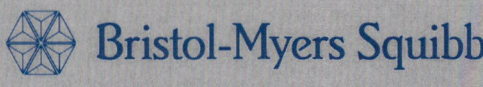

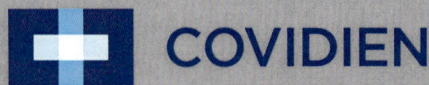

ADDARIO 肺癌基金会卓越中心

该方案的一个关键部分是社区医院中心的卓越计划，该计划旨在通过富有同情心的肺癌专科医生提供最先进的技术，加速肺癌检测和患者治疗。由于 80% 的患者在当地社区医院接受治疗，这些中心可以为大多数的患者实施最好治疗，我们可籍此改善肺癌患者的总体存活率。

由著名肿瘤学家 Shane Dormady 医生（工作于硅谷的 El Camino 医院）领导的一项试点计划牵头，ALCF 正在与一个精英专家团队合作，为全球肺癌治疗创造一个无与伦比的模式 - 这是一个以患者为中心的合作模式，让所有患者（无论他们住在哪里）都可以获得最新和最有效的诊断和治疗技术。

在社区医院建立的这种新的"治疗标准"将伴有 ALCF 授予的正式优秀印章，并将确保没有肺癌患者会被遗忘。

ALCMI 医院卓越中心

1. Alta Bates Summit 医学中心
（Oakland，加利福尼亚州）- Andrew Greenberg 医学博士、博士

2. Boca Raton 地区医院
（Boca Raton，弗罗里达州）- Edgardo Santos 医学博士

3. Catalan 肿瘤研究所
（巴塞罗那，西班牙）- Rafael Rosell 医学博士、博士

4. Dana-Farber 癌症研究所
（Boston，马萨诸塞州）- Pasi Janne 医学博士、博士

5. El Camino 医院
（Mountain View，加利福尼亚州）- Ganesh Krishna 医学博士

6. Hoag 医院
（Newport Beach，加利福尼亚州）- Doug Zusman 医学博士

7. Gustave Roussy 研究所
（巴黎，法国）- Jean-Charles Soria 医学博士、博士

8. 洛杉矶郡医院
（洛杉矶，加利福尼亚州）- Barbara Gitlitz 医学博士

9. Lahey 诊所医院
（Burlington，马萨诸塞州）- Paul Hesketh 医学博士

10. Memorial 健康系统
（Hollywood，佛罗里达州）- Luis Raez 医学博士

11. 纽约大学
（纽约，纽约州）- Harvey Pass 医学博士

12. Northside 医院系统
（亚特兰大，佐治亚州）- Howard Silverboard 医学博士

13. 俄亥俄州立大学
（哥伦布，俄亥俄州）- David Carbone 医学博士、博士

14. Palo Alto 医学基金会
（Palo Alto，加利福尼亚州）- Ganesh Krishna 医学博士

15. Tahoe Forest 癌症中心
（Truckee，加利福尼亚州）- Larry Heifetz 医学博士

16. Vanderbilt 大学医学中心
（Nashville, 田纳西州）- Leora Horn 医学博士

17. 加州大学戴维斯分校
（Sacramento，加利福尼亚）- David Gandara 医学博士

18. 加州大学，旧金山
（San Francisco，加利福尼亚州）- David Jablons 医学博士

19. 南加州大学
（Los Angeles，加利福尼亚州）- Ite Laird-Offringa 博士和 Barbara Gitlitz 医学博士

20. 都灵大学
（都灵，意大利）- Giorgio Scagliotti 医学博士、博士

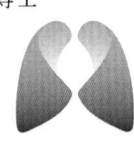

备注

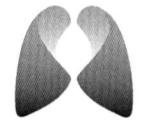

备注

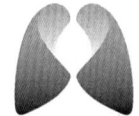

备注